高齢者への戦略的歯科治療
自立高齢者にしておきたいこと
寝たきり高齢者にできること

北村知昭・藤井　航・鱒見進一　編

Strategies in Geriatric Dentistry

What dentists should do for the independent or the bedridden elderly patients

医歯薬出版株式会社

This book was originally published in Japanese under the title of :

KOUREISHA-HENO SENRYAKUTEKI SIKACHIRYŌ
(Strategies in Geriatric Dentistry)

Editors :

KITAMURA, Chiaki et al.
KITAMURA, CHIAKI
   Professor and chairperson
   Kyushu Dental University

© 2017   1st ed.
ISHIYAKU PUBLISHERS, INC.
   7-10, Honkomagome 1 chome, Bunkyo-ku
   Tokyo 113-8612, Japan

はじめに

　「高齢者」といってもその生活・身体状況（ライフステージ）や口腔状態はさまざまであることから，個々の高齢者に応じた戦略的な歯科医療が求められることになる．近年，口腔状態が良好で元気な高齢者（自立高齢者）が一般歯科に来院することが多くなっているが，自立高齢者の歯・口腔環境や全身状態は，高齢者に分類されない成人患者とは様相が異なるため，治療に際しては一定の知識と技術が必要になる．また，第三の医療である在宅医療が国策の大きな柱として推進されており，歯科医療従事者には寝たきり高齢者の治療・口腔管理に関する適切な知識・技術も必要とされている．さらに，寝たきりに移行する可能性が高い自立高齢者に対する治療法の選択を迫られることも増えており，これまでとは異なる判断基準も必要となってきている．

　「高齢者歯科医療」という用語が使われるようになって久しく，地域で活躍している歯科医療従事者はその重要性を認識している．関連書籍も数多く出版されており，特に訪問・在宅歯科医療について詳細に解説された書籍が多くの歯科医療従事者の手元にはある．しかしながら，自立高齢者が元気なうちからしておきたい，寝たきりになることを想定した対応など，高齢者の多様なライフステージに合わせた口腔環境づくりについて言及している書籍は少ない．

　本書は，地域で活躍する多くの歯科医療従事者が，自立高齢者と寝たきり高齢者に対する診断・治療の違いや寝たきりになる可能性を考えたうえでの自立高齢者に対する診断・治療について理解しやすいようコンパクトに構成されている．また，口腔健康管理，歯の治療，歯周治療，補綴治療，口腔外科治療，および摂食嚥下リハビリテーションに分けてそれぞれを専門とする歯科医療従事者が執筆しており，各章において健康寿命を延ばすことを念頭においた治療・対応，および寝たきりになったときを念頭においた治療・対応について提示している．加えて，今後の高齢者歯科医療における課題についても提起している．

　高齢者のライフステージに応じた多様なアプローチを1冊にまとめた本書が，現在，地域に密着して歯科医療を実践している歯科医療従事者のハンドブックとして役立つことを願っている．

2017年9月
編者一同

執筆者一覧 (五十音順)

■編集

北村 知昭
藤井 航
鱒見 進一

■執筆

朝日 陽子	大阪大学大学院歯学研究科　口腔分子感染制御学講座　歯科保存学教室
飯田 貴俊	神奈川歯科大学　全身管理医歯学講座　全身管理高齢者歯科学分野
猪原　 光	福山市開業
植田 耕一郎	日本大学歯学部　摂食機能療法学講座
大澤 賢次	九州歯科大学　生体機能学講座　口腔内科学分野
大野 友久	国立長寿医療研究センター　歯科口腔先進医療開発センター　歯科口腔先端診療開発部
大渡 凡人	九州歯科大学　口腔保健・健康長寿推進センター
金成 雅彦	防府市開業
北村 知昭	九州歯科大学　口腔機能学講座　口腔保存治療学分野
木村 貴之	九州歯科大学　生体機能学講座　老年障害者歯科学分野
兒玉 直紀	岡山大学病院　咬合・義歯補綴科
菅　 武雄	鶴見大学歯学部　高齢者歯科学講座
曽我部 浩一	九州歯科大学　口腔機能学講座　総合診療学分野
内藤　 徹	福岡歯科大学　総合歯科学講座　高齢者歯科学分野
中道 敦子	九州歯科大学　口腔保健学科　地域・多職種連携教育ユニット
西村 英紀	九州大学大学院歯学研究院　口腔機能修復学講座　歯周病学分野
蓜島 弘之	松本歯科大学病院　摂食機能リハビリテーションセンター
土生　 学	九州歯科大学　生体機能学講座　顎顔面外科学分野
林 美加子	大阪大学大学院歯学研究科　口腔分子感染制御学講座　歯科保存学教室
品川　 隆	平成横浜病院　歯科口腔外科
福島 正義	新潟大学大学院医歯学総合研究科　口腔保健学分野
藤井　 航	九州歯科大学　生体機能学講座　老年障害者歯科学分野
皆木 省吾	岡山大学大学院医歯薬学総合研究科　咬合・有床義歯補綴学分野
槙原 絵理	九州歯科大学　口腔機能学講座　顎口腔欠損再構築学分野
鱒見 進一	九州歯科大学　口腔機能学講座　顎口腔欠損再構築学分野
松尾 浩一郎	藤田保健衛生大学医学部　歯科・口腔外科
諸冨 孝彦	九州歯科大学　口腔機能学講座　口腔保存治療学分野
山下 明子	九州大学大学院歯学研究院　口腔機能修復学講座　歯周病学分野
吉岡　 泉	九州歯科大学　生体機能学講座　口腔内科学分野
吉成 伸夫	松本歯科大学　歯科保存学講座（歯周）
鷲尾 絢子	九州歯科大学　口腔機能学講座　口腔保存治療学分野

CONTENTS

第1章　高齢者の各ライフステージに応じた歯科治療と口腔健康管理
北村知昭　1

第2章　口腔健康管理

1 ライフステージを見据えた高齢者の口腔健康管理 …………………………… 中道敦子　4
2 地域包括医療ケアにおける歯科医療の果たす役割 …………………………… 曽我部浩一　6
3 自立高齢者の口腔健康管理 …………………………………………………… 中道敦子　8
4 寝たきり高齢者の口腔健康管理 ……………………………………………… 猪原　光　12

第3章　歯の治療

1 ライフステージを見据えた高齢者の歯の治療 ………………………………… 大野友久　16
2 自立高齢者の歯の治療
　❶知覚過敏処置，抗齲蝕処置，修復処置 ……………………………………… 福島正義　18
　❷歯髄保存治療：覆髄は効果的か？ …………………………………………… 諸冨孝彦　23
　❸抜髄と感染根管治療 …………………………………………………………… 鷲尾絢子　27
　❹歯根端切除術 …………………………………………………………………… 土生　学　32
　❺歯根破折への対処 ………………………………………………… 朝日陽子，林　美加子　38
3 寝たきり高齢者の歯の治療
　❶抗齲蝕処置，修復処置 ……………………………………………………… 植田耕一郎　42
　❷抜髄と感染根管治療：保存か抜歯か？ ……………………………………… 大野友久　46

第4章　歯周治療

1 ライフステージを見据えた高齢者の歯周治療 ……………………………… 内藤　徹　50
2 自立高齢者の歯周治療 ……………………………………………… 山下明子，西村英紀　52
3 寝たきり高齢者の歯周治療 ………………………………………… 吉成伸夫，酒島弘之　58

第5章　補綴（欠損）治療

1 ライフステージを見据えた高齢者の補綴治療 …………………………皆木省吾, 兒玉直紀　66
2 自立高齢者の補綴治療
　❶歯冠補綴と審美治療 ……………………………………………………………金成雅彦　70
　❷ブリッジか，義歯か，あるいはインプラントか？ ……………………鱒見進一, 槇原絵理　74
　❸義歯の調整 ………………………………………………………………槇原絵理, 鱒見進一　78
3 寝たきり高齢者の補綴治療
　❶口腔健康管理とブリッジ，インプラントへの対応 ……………………………菅　武雄　82
　❷義歯の調整 ……………………………………………………………………木村貴之　86

第6章　口腔外科治療

1 ライフステージを見据えた高齢者の口腔外科治療 ……………………………大渡凡人　92
2 自立高齢者の口腔外科治療
　❶抜歯および小手術 ……………………………………………………吉岡　泉, 大澤賢次　95
　❷粘膜疾患および炎症性疾患 …………………………………………吉岡　泉, 大澤賢次　98
　❸顎関節脱臼 ……………………………………………………………吉岡　泉, 大澤賢次　100
3 寝たきり高齢者の口腔外科治療
　❶抜歯および小手術 ……………………………………………………………品川　隆　101
　❷粘膜疾患 ………………………………………………………………………品川　隆　104
　❸顎関節脱臼 ……………………………………………………………………品川　隆　105

第7章　摂食嚥下リハビリテーション

1 摂食嚥下とは ……………………………………………………………………松尾浩一郎　106
2 ライフステージを見据えた高齢者の摂食嚥下リハビリテーション ……………藤井　航　109
3 自立高齢者の摂食嚥下リハビリテーション ……………………………………飯田貴俊　111
4 寝たきり高齢者の摂食嚥下リハビリテーション ………………………………藤井　航　116

索引 …………………………………………………………………………………………………121

第1章
高齢者の各ライフステージに応じた歯科治療と口腔健康管理

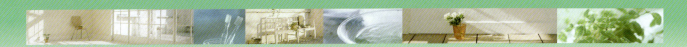

1 高齢社会への取り組み

　平成29年度版高齢社会白書（内閣府）によると，2016年10月現在で65歳以上の高齢者人口が総人口に占める割合（高齢化率）は27.3%（約3,459万人）とある．今後50年の高齢化率に関する推計では，2065年で38.4%と，国民の約2.6人に1人が65歳以上の高齢者となる社会が到来するとされている．

　健康寿命と平均寿命の間に約10年の開きがあることも知られており，寝たきり高齢者が年々増加していることが報告されている．寝たきり高齢者（要介護度3以上）の総数は2025年には307万人に達すると推測されている．このような背景のもと，日本では重度な要介護状態となっても，住み慣れた地域で自分らしい暮らしを続けられることを目的とした地域包括ケアシステム構築が進められている．

　一方，世界保健機関（WHO）は1990年代後期から「アクティブ・エイジング」を提唱している．アクティブ・エイジングとは，健康寿命を伸ばすことで，人々が加齢に伴って生活の質を低下させることなく，健康で安全に社会参加することを実現するプロセスを指す．日本でも高齢者に社会参画してもらい，元気な高齢者（自立高齢者）を増やすことで健康寿命が延びるような社会づくりを推進している．実際，2016年の労働者人口のうち65歳以上の割合は約30年前と比べると大きく上昇しており，グループ活動などに参加するアクティビティの高い高齢者も増加している．

　歯科医療従事者は，高齢化の状況と国内外における取組みを知り，高齢者の特徴を理解したうえで歯科医療に取組む必要がある．

2 高齢者の特徴：予備力とADL

予備力

　私たちは身体能力のすべてではなく余力をもって日常生活を送っており，この生理機能の最大能力と通常使用時の能力の差を予備力という．高齢者の多くは日常生活を送るうえで必要な体力は有していても予備力は少ない．

ADL と IADL

ADL（activities of daily living：日常生活動作）は日常生活で行っている食事や入浴などの基本行動を指す用語で，高齢者の自立度を評価する指標としてリハビリテーションや介護の場で使用されている．加えて，買い物，金銭や服薬の管理といった ADL より高次な動作を指す IADL（instrumental activity of daily living：手段的日常生活動作）という用語も使用されており，高齢者の自立度評価では ADL と IADL が考慮される．ADL や IADL は高くても予備力が低下している自立高齢者は，環境変化への適応が弱く，徐々に ADL が低下する．寝たきり高齢者になると ADL は著しく低下することになる．

3 廃用症候群と寝たきり高齢者

病気やけがで安静に寝ていることが長く続くと，筋萎縮や関節拘縮，心機能低下や誤嚥性肺炎といった廃用症候群の状態になるが，高齢者が廃用症候群に陥ると元の状態に改善することはむずかしく，起きられない・歩けない状態に移行しやすい．

高齢者が要介護になる原因として，脳血管疾患や認知症，高齢による衰弱，関節疾患や骨折・転倒があり，それらを発端として1日中寝たままの姿勢が続き，生活行為がすべてベッドの上で行われるようになると ADL が著しく低下する．このような，介護保険制度の分類で要介護度3以上に当たる状態が「寝たきり」である．寝たきり高齢者の全身状態は基礎疾患や服用薬剤により多様で，人工呼吸器や経管栄養などの医療依存度も高くなる．

4 自立高齢者と寝たきり高齢者の口腔環境

自立高齢者

口腔管理の行き届いた自立高齢者の症例を示す．図 1-1 は 85 歳男性で，10 年前に難治性根尖性歯周炎の治療を目的に紹介来院された．その後，全体的な口腔管理を行っているが，ほぼすべての歯がよい状態に保たれており，ADL は高く，現在でも元気に通院されている．

図 1-2 は 82 歳男性で，15 年前に来院され，複数歯の治療を経て口腔管理のために現在定期的に通院されている．ADL は高く，すべての歯がそろっているわけではないが口腔内の状態は良好に維持されている．

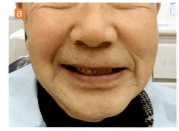
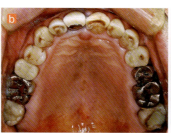
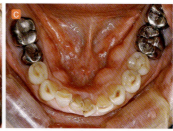

図 1-1　自立高齢者（85 歳男性）
a 正面顔貌
b 上顎
c 下顎

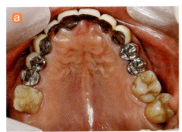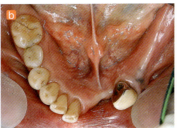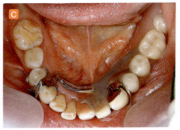

図1-2 自立高齢者（82歳男性）
a 上顎
b 下顎
c 下顎．部分床義歯装着時

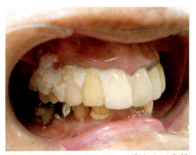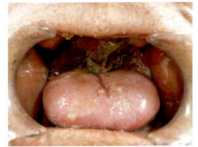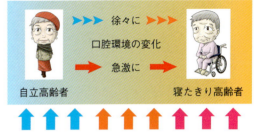

図1-3 経口摂取をしている寝たきり高齢者（78歳男性）
（九州歯科大学・藤井 航先生のご厚意による）

図1-4 経鼻経管で栄養摂取をしている寝たきり高齢者（83歳男性）
（九州歯科大学・藤井 航先生のご厚意による）

図1-5 高齢者のライフステージに応じた戦略的歯科治療

寝たきり高齢者

　一方，寝たきり高齢者の口腔内はまったく様相が異なる．**図1-3，4**にADLが著しく低く，口腔管理が困難な寝たきり高齢者の症例を示す．経口摂取をしている78歳男性（**図1-3**）では多量の食物残渣とプラークが沈着した状態になっている．また，経鼻経管で栄養摂取をしている83歳男性（**図1-4**）では，残存歯はなく，口腔内は乾燥し，痰などがこびりついている状態である．

⑤ 高齢者のライフステージを踏まえた歯科医療アプローチ

　歯科医療従事者は自立高齢者と寝たきり高齢者の違いを理解し，高齢者をひとくくりにすることなく，個々の状況に応じた治療・管理を行わなければならない．たとえば，自立高齢者であっても寝たきりに移行する可能性が高い場合は，要抜歯になりそうな歯には事前に対処するストラテジーが必要になる．

　一方で，寝たきり高齢者がリハビリなどのプロセスを経て自立歩行や車椅子移動が可能になるようであれば，多職種と連携して歯科医院や病院で治療するストラテジーも必要になる．

　自立から寝たきりへと段階的に変化する高齢者のライフステージに沿ったオーダーメイドの歯科治療と口腔健康管理法の選択・判断が，今後の高齢社会ではよりいっそう求められることになる（**図1-5**）．

（北村知昭）

第2章
口腔健康管理

1 ライフステージを見据えた高齢者の口腔健康管理

1 口腔の自己管理は元気の秘訣：超高齢者の症例にみる口腔健康管理

図 2-1 は口腔健康管理を自身で行っている超高齢者（92歳女性）の症例である．適切な環境と方法を指導すれば，身体的機能が低下した超高齢者でも自ら口腔健康管理を行うことができる．

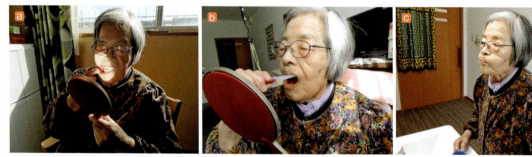

図 2-1　適切な環境と方法の指導（三坂歯科医院・三坂賢二先生のご厚意による）
ⓐ 口腔内がよく見える環境（窓を背にして手鏡に光を集める）．ⓑ 歯ブラシの安定した把持（太いグリップの歯ブラシを使用）．ⓒ 口腔機能向上を意識したうがい（頰と上下唇をしっかり膨らませたブクブクうがい）．

2 寝たきりなることを見据えた高齢者の健康維持と口腔保健

このように超高齢者においても適切にサポートすれば口腔の自己管理は可能である．寝たきりになっても，自立生活時から口腔の健康維持ができていれば，誤嚥性肺炎や口腔トラブルのリスクを軽減できる．歯科の役割は，口腔健康管理を通じ，「食べること」を支え，低栄養による筋力低下を防ぐために咀嚼機能を維

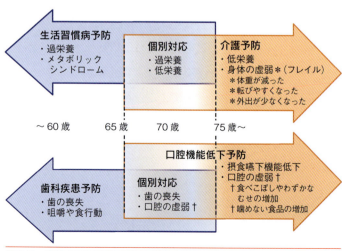

図 2-2　高齢者の口腔健康管理と健康支援（文献[1]より作成）
対応の切り替えがポイント．

持し，動物性タンパク質を中心とした多様な食品をしっかり摂取できるよう，治療と食生活指導の両面でサポートすることである．加齢による心身の機能低下は，身体的，精神・心理的，社会的側面の虚弱（フレイル）を経て要介護状態へと進むことが多いので，高齢者がどのライフステージにあるかを見定めて口腔健康管理をサポートする必要がある．

ポイントとしては，65歳までは歯科疾患を予防し，残存歯数を維持して，よく噛むことにより生活習慣病の予防を目指す．そして75歳以降は摂食機能を維持することで低栄養を防ぐとともに，身体の虚弱を予防するという考え方の切り替えが必要である．その間の65〜75歳では，個別のリスクに応じた対応を行うようにする（**図2-2**）．

壮年期からの口腔保健とプロフェッショナルケアおよびセルフケア

高齢期では成人期の口腔保健の問題が連続しつつ，全身疾患や加齢による自己管理能力が低下するため，プロフェッショナルケアの役割が大きくなる．壮年期からよりよいプロフェッショナルケアおよびセルフケアを行うことで高齢者のライフステージに合わせた口腔健康管理を達成できる（**表2-1**）．

表2-1　壮年期からの口腔保健の目的とプロフェッショナルケア，セルフケアのポイント（文献2)より作成）

	口腔保健の目的	プロフェッショナルケア	セルフケア
壮年期 （31〜50歳）	・リスク因子をコントロールし，将来の歯の喪失を防ぐ	・定期的なPMTC ・齲蝕と歯周病のリスク診断 ・セルフケアのポイントの明確化 ・ハイリスク者の定期検診回数の増加 ・禁煙支援を含む生活指導	・歯間ブラシなどの使用 ・齲蝕，歯周病予防のための化学的な口腔のケア：歯磨剤，洗口剤の活用
更年期 （51〜64歳）	・心身の変化に伴うプラークコントロールの重要性について再認識し，動機づけを強化する ・歯の喪失を防ぐ	・定期的なPMTC ・食生活における生活習慣病と口腔疾患との共通リスク〔よく噛めない状態，栄養摂取バランスの偏り，間食（砂糖摂取）による過剰エネルギー摂取など〕を意識した動機づけ ・口腔乾燥への対応 ・骨粗鬆症，心身症などの把握 ・全身疾患のかかりつけ医との連携 ・禁煙支援を含む生活指導	・口腔の観察による自己管理 ・個別の口腔清掃法や用具の使用 ・生活習慣の改善（食生活，喫煙，飲酒など） ・知覚過敏症に対する歯磨剤の活用
高齢期 （65歳〜）	・補綴装置の管理および残存歯を含む機能歯を維持し，咀嚼機能を維持する ・舌などの口腔機能の虚弱を予防し栄養状態を維持する ・口腔軟組織の健康を維持する ・フレイル，介護予防	・定期的なPMTCの強化 ・咀嚼および口腔機能維持の重要性の教育 ・咀嚼機能の評価と維持管理：補綴装置，残存歯，口腔乾燥への対応 ・誤嚥性肺炎の予防 ・かかりつけ医との連携による全身状態の把握 ・食生活を中心とした健康的な生活指導	・口腔の観察による自己管理の継続 ・残存歯の清掃と根面齲蝕の予防 ・義歯の清掃管理 ・舌清掃による口腔細菌のコントロール ・口腔機能の維持トレーニング ・健康的な食生活：よく噛み，多様な食品摂取による栄養維持（動物性タンパク質など） ・全身疾患のコントロール ・プロフェッショナルケアを受ける
要介護高齢者	・家族および地域社会が連携して対応する体制をつくる ・介護者の口腔管理に対する認識と知識・技術の向上	・口腔清掃の支援：専門的口腔健康管理，介護者への指導 ・全身状態の把握，医療・介護との連携 ・誤嚥性肺炎の予防 ・咀嚼・嚥下機能の把握	・介護者による無理のない口腔管理 ・経口摂取による食べる楽しみ

（中道敦子）

参考文献

1) 葛谷雅文：高齢者における栄養管理—ギアチェンジの考え方．日本医事新報，4797：41〜47，2016．
2) 森田　学ほか：ポジションペーパー「生涯を通じての歯周病対策—セルフケア，プロフェッショナルケア，コミュニティケア—」．日歯周病会誌，54：352〜374，2012．

2 地域包括医療ケアにおける歯科医療の果たす役割

① 地域包括ケアシステムの概要

　超高齢社会を迎えた今，厚生労働省は団塊の世代が75歳以上となる2025年をめどに，重度な要介護状態となっても住み慣れた地域で自分らしい暮らしを人生の最期まで続けることができるよう，医療・介護・予防・住まい・生活支援が包括的に確保される体制（地域包括ケアシステム）の構築を推進している（**図2-3**）．増加が考えられる認知症高齢者の生活を支えるためにも地域包括ケアシステムの構築は重要である．

② 地域における特性：福岡県での取り組み事例

　地域包括ケアを実践するには地域の特性を考慮する必要がある．人口が横ばいで75歳以上人口が急増する大都市部と，75歳以上人口の増加は緩やかだが人口は減少する町村部では高齢化の進展状況に大きな地域差がある．したがって，地域包括ケアシステムは保険者である市町村や都道府県が地域の自主性や主体性に基づきつくりあげることになる．

　地域包括ケアシステムに関する事例として福岡県での取り組みを紹介する．福岡県は高齢者モデル地区ともいわれる北九州市を擁しており，2006年4月1日に地域住民すべての心身の健康の維持，生活の安定，保健・福祉・医療の向上と増進のために必要な援助・支援を包括的に担う地域の中核機関として地域包括支援センターを創設した．2017年5月1日現在で187

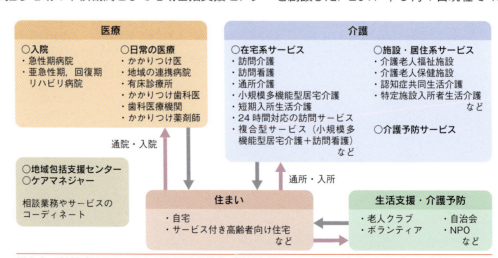

図2-3　地域包括ケアシステムの姿（厚生労働省：「地域包括ケアシステムの実現に向けて」より改変）
地域包括ケアシステムは，おおむね30分以内に必要なサービスが提供される日常生活圏域（具体的には中学校区）を単位として想定している．

件の支援センターを設置しており，地域包括ケアシステムの構築に向けて，人材育成，チーム体制，地域づくりなど，各地域に寄り添った事業が展開されている．詳細は厚生労働省ホームページ（http://www.kaigokensaku.mhlw.go.jp/40/index.php）を参照していただきたい．

また福岡県歯科医師会への委託事業として，歯科専門職に対して地域包括ケアシステムの制度と歯科専門職の役割について普及啓発の研修会も開催している．

③ 地域包括ケアシステムにおける歯科医療の役割

地域包括ケアシステムにおける歯科医療の役割とはどのようなものであろうか．以下に歯科医療に求められている4つの場面における役割を示す．

①**認知症対策**：今後増加が予想される，認知症患者への歯科医療
②**在宅療養**：今後増加が予想される，終末期を含めた在宅療養患者への歯科訪問診療
③**介護予防と地域ケア会議**：介護予防・日常生活支援における口腔機能向上サービスと地域ケア会議への歯科衛生士などの積極的な参加
④**介護保険施設**：誤嚥性肺炎予防のための口腔健康管理および経口摂取維持支援への積極的な参加

これらの場面で歯科医師・歯科衛生士が具体的活動をスタートするには，まず多職種（医師，薬剤師，看護師，介護支援専門員，リハビリテーション専門職，医療ソーシャルワーカーなど）と緊密な連携をとり，顔のみえる関係を構築することが重要となる．多職種連携は地域・環境によって異なるが，歯科医療従事者はコミュニケーションがとれる口腔の専門職，歯科口腔保健医療に携わる専門職として，積極的に多職種連携事業へ参加し，地域包括ケアシステムに欠かせないスタッフとならなければならない．

④ 歯科医療が地域包括ケアシステムにおいて十分活用されるには

医療と介護が統合した形でのサービス提供が求められる地域包括ケアシステムでは，住民一人ひとりの食べることを支える「歯科保健と歯科医療」が求められている（**図2-4**）．歯科医師・歯科衛生士が地域医療を支えるスタッフの一員という自覚をもち，多職種との連携を行うことが重要であるが，日々の歯科医療を行いながら個々で実践するのはなかなかむずかしい．歯科医療が地域包括ケアシステムで十分活用されるには，地域の歯科医師会が相互協力に関する調整を行い，①在宅歯科医療連携室，②口腔保健支援センター，および③地域包括支援センターと連携を進め，歯科医療の役割を構築していくことが重要である．

（曽我部浩一）

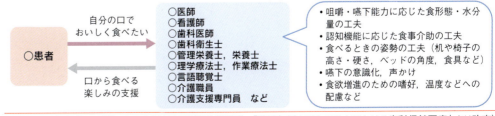

図2-4　口から食べる楽しみの支援の充実（厚生労働省：「地域包括ケアシステムにおける歯科保健医療」より改変）
施設などの入所者が認知機能や摂食嚥下機能の低下により，食事の経口摂取が困難となっても，自分の口から食べる楽しみを得られるよう，多職種による支援の充実をはかる．

3 自立高齢者の口腔健康管理

1 他の年齢層との違い

　高齢期には加齢によりブラッシング能力や口腔機能の低下といった変化が起こり，セルフケアだけでは口腔の健康の維持がむずかしくなる．しかし加齢による変化は緩徐なため，高齢者自身は口腔衛生状態の悪化や食事の際のむせ，飲み込む機能の低下を自覚していないことも多い．そこで，かかりつけ歯科医院では他の年齢層よりも短い間隔で定期的に口腔健康管理を行う必要がある．

かかりつけ歯科医院での定期的な口腔健康管理の役割

　高齢者の心身の虚弱状態は，社会性の低下を契機に，口腔への関心度（オーラルリテラシー）の低下➡歯科疾患による歯の喪失➡噛めない食品の増加➡低栄養と進む[1]．この段階で重要な役割を担うのが，住み慣れた地域のかかりつけ歯科医院である．

　高齢期におけるかかりつけ歯科医院による定期検診には以下のような意義がある

> ○歯科疾患治療と咀嚼機能の再構築により，口腔内細菌の全身への影響を軽減する．
> ○プロフェッショナルケアによってセルフケアの不足を補い，口腔の健康を維持する．
> ○口腔の虚弱状態を発見し，食事摂取や栄養状態の維持・改善をはかることで全身の虚弱状態への進行を遅らせる．
> ○高齢者の認知機能や咀嚼・嚥下機能の変化に関する情報を家族や専門医につなぐ．
> ○歯科受診のために外出することにより，閉じこもりを防ぎ，身体の活動性を促す．さらに，高齢者が歯科医師や歯科衛生士など複数の人とコミュニケーションをとることにより，孤独感・孤立感の軽減につながる．

　定期検診には「家に閉じこもらずに歩く」，「しっかり噛んでしっかり食べる」など介護予防のエッセンスが詰まっている．

口腔の虚弱状態を把握する

　口腔機能の状態は，臼歯部の咬合状態，咀嚼能力，舌圧測定，嚥下機能評価，口腔乾燥などにより客観的に評価できるが，簡便な方法として「この頃，食べこぼしや汁物でのむせが多くなっていませんか」，「噛めない食べ物が増えていませんか」[1]などの聞き取りがある．口腔の虚弱

状態から「転びやすくなった」,「外出が少なくなった」,「おいしい物が食べられなくなった」,「体重が減った」といった心身の虚弱状態に進行するため,上記のような問いかけにより早期に現状を把握する.

2 高齢者に効果的な清掃用具

歯ブラシ

老化により意欲・集中力が低下するとともに,口腔内に対する認知能力や歯ブラシ使用時の手指の巧緻性などが低下するため歯磨き行動に支障が生じる.プラーク付着状況の悪化や根面齲蝕の発生など口腔環境に変化が観察された場合には,指導法を変える必要がある.高齢者向けの歯ブラシとして「密毛で幅広の歯ブラシ」[2)](ニンバスマイクロファインコンパクト歯ブラシエキストラソフト®,サンデンタル)などがある.

①歯面に対する接触面積が広い,②歯ブラシ圧のコントロールがしやすく,ブラッシング時の不快感が軽減される,③隣接歯が存在しない孤立歯や根面板などでも適切にプラークが除去できる,といった高齢者に適した特徴を有した歯ブラシを用いて指導する(**図 2-5**).

舌ブラシ

舌背は口腔で最も細菌が多く,口腔乾燥や咀嚼機能低下などが原因で舌苔が厚く付着する.舌苔は肺炎原因菌のリザーバー(供給源)になる可能性があるため,舌ブラシによる除去を指導する.舌ブラシを水で十分濡らし,軽い力で舌の表面を傷つけないようにやさしく奥から手前に向かって2〜3回拭う.口腔乾燥がある場合は保湿ジェルを併用するとよい.舌苔が少なくなればよいので,完全に除去しようと擦りすぎないよう注意する.

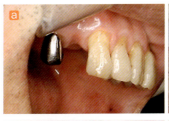
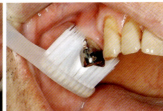
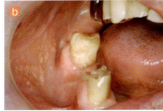
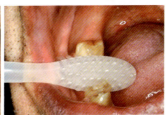
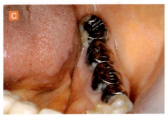
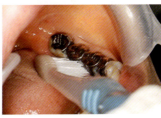

図 2-5 高齢者に適した歯ブラシ
ⓐ 孤立歯のクラウンの遠心辺縁にも毛先が届く.
ⓑ 中間欠損の歯頸部など,複雑な辺縁歯肉の形態や根面に対し,適切な力でプラークを除去できる.
ⓒ 磨き残しの多い臼歯部ブリッジ舌側歯頸部にも刷毛が届く.

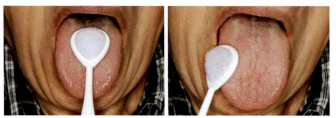

図2-6 舌苔の除去
舌をしっかり前に出して，奥から手前に軽く2～3回拭う．舌の中央と左右の3か所で行う．舌苔が減ったらケアを終了する．

　高齢者に適した舌ブラシとしては，極細ナイロン材をループ状にランダムに編み込んだ構造により舌苔を絡めとるサムフレンドタンクリーナー®（サンデンタル）などがある（**図2-6**）．

③ 管理のポイント

義歯の管理

　義歯の着脱・清掃管理，支台歯・義歯床下粘膜のケアを明確に分けて理解しているか，実践できているかについて，実際にやってもらって確認する．「大丈夫です」と返事をしても，実際にはできていない可能性がある．高齢者が「できない」，「わからない」といえる雰囲気づくりと，できるまで根気強く付き合う姿勢が重要となる．

高齢者の緩徐な心身の機能低下への対応

　全身の健康状態や心身の機能低下に対する口腔健康管理について，70歳から継続して通院管理している患者（78歳）の症例を紹介しながら説明する．症例は8年前に歯周基本治療と専門的口腔健康管理およびセルフケア指導により症状安定を得てSPTに移行した．悪性リンパ腫の完全寛解の既往があり，健康への関心も高い．ところが，半年前（77歳後半）からプラークコントロールが低下しはじめ，ブラッシングによる擦過傷が目立つようになった．加えて来院ごとに違うタイプの歯ブラシを持参するようになった．歯ブラシはコンパクトヘッド・平切り・硬めで歯間ブラシも併用しているが，舌側・口蓋側および臼歯部に多量の歯肉縁下プラークが付着しており，口腔乾燥と舌苔の付着も認められた．聞き取りでは「日常生活での動作が緩慢になってきて，最近よくつまずく．歯磨きのときに力が入りにくいのでいろいろ試している」ということであった．

　本症例の問題点を整理すると以下のようになる．

> 問題1：多量の歯肉縁下プラークの付着から示される口腔衛生状態の悪化．
> 原因：手指腕のフレイルにより，現在使用中の歯ブラシの把持がむずかしくなっている．

> 問題2：自浄作用低下による舌苔の付着，口腔粘膜の脆弱化，根面齲蝕，罹患リスクの増悪．
> 原因：服用していた降圧剤によって生じていた口腔乾燥状態が加齢により悪化している．

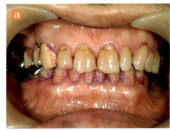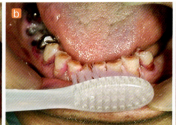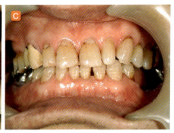

図2-7 歯みがき指導
a 指導前. b 2段植毛の歯ブラシの使用. 長いテーパー毛が歯間から舌側に入り, 短い平切り毛が歯面に当たっている. c 指導後.

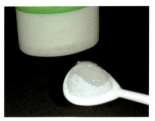

図2-8 ジェルや口腔湿潤剤を用いた舌ブラシによる舌清掃

　問題1に対しては，グリップが太く握りやすい歯ブラシの選択，刷毛部は軟らかめで歯肉への影響を減らす，ブラッシング動作の不安定さをカバーするため大きめのヘッドに変更，隣接面と歯面を同時に磨ける2タイプ・2段植毛の歯ブラシを選択，不安定な動作をカバーするため描円や縦・横磨きなどを組み合わせる，前歯部は歯間ブラシの使用の継続，といった指導を行った（**図2-7**）．

　問題2に対しては，自分でできる舌運動と唾液腺マッサージ，ジェルや口腔湿潤剤を用いた舌ブラシによる舌清掃（**図2-8**），フッ化物濃度の高い歯磨剤の導入を指導した．歯磨剤は，はじめはバイオフィルムに浸透するタイプのフェノール化合物やエッセンシャルオイル配合の洗口液を使用し，プラークコントロールが安定した時点で，細菌の増殖を抑制するタイプ（グルコン酸クロルヘキシジンあるいはCPC配合）の洗口液，あるいは塩酸クロルヘキシジンとフッ素化合物配合の歯磨剤に変更している．

　今後の口腔健康管理の方針を次に示す．

> ○1日3回，5分間かけてブラッシングするなど，口腔の健康に対する関心が高いことを尊重し，その継続を支援する．
> ○間食などの日常生活の楽しみを奪わず口腔の健康を維持するために，定期検診の間隔を短くし，食生活を含めた健康生活を支援する．
> ○患者に手渡す指導内容をわかりやすく記載した書類を作成する．これはセルフケア時の確認に役立つとともに，家族・かかりつけ医・ケアマネジャーなどのキーパーソンへの連携情報にもなる．

（中道敦子）

参考文献

1）三浦宏子：オーラル・フレイルと今後の高齢者保健施策．保健医療科，65：394〜400，2016．
2）森戸光彦編：歯科衛生士講座　高齢者歯科学．永末書店，京都，2012，68．

4 寝たきり高齢者の口腔健康管理

1 自立高齢者との違い

　世界で類をみないスピードで高齢化が進んでいるわが国であるが，それに伴い，要介護状態の人数も急速に増えており，団塊の世代が75歳以上の後期高齢者となる2025年ごろからピークを迎えると予想されている．現状では，要介護（支援）認定者数は627万人であり，これは65歳以上人口の約18％に相当する．また，その中で日常的な介助が必要とされ，「寝たきり高齢者」に該当すると考えられる要介護度3以上の者は218万人（2017年1月）となっている．

　高齢者の人口は今後も増加することが予想されており，全国平均では2030年ごろにピークを迎え，2015年比の約1.4倍（75歳以上人口）になると想定されている．特に，大都市周辺部の伸びが著しく，埼玉県は1.6倍と予想され，現在でも，医療・介護人材が不足しているこのような地域では，手厚いケアを幅広く行っていくことは，医療資源の制約から，ますます困難になっていくと考えられる．そのため，「患者と医療従事者」という従来型の1対1で行うケアにより患者の口腔健康管理を行っていくことは困難であり，また，健常者における口腔環境レベルとは異なる次元や視点での目標を設定しなくてはならない．

　寝たきり高齢者に対する口腔健康管理において最も重要なことは，歯科医療従事者自らが歯ブラシやキュレットをもって手を動かすことではなく（もちろんこれらも重要ではあるが），看護師や言語聴覚士といった他医療職種，介護士やヘルパーなどの介護職員，そして家族などに，いかに口腔健康管理の重要性を理解してもらい，実践してもらうかといった「ソーシャルワーク」の視点である．

2 寝たきり高齢者の特徴

誤嚥のリスクが高い

　要介護状態となってしまう原因としては，図2-9に示すとおり，脳血管疾患，認知症，高齢による衰弱の順となっており，この3つで原因の約50％を占めている．これらはすべて，摂食嚥下障害を引き起こす可能性の高い疾患・状態である．つまり，寝たきり高齢者は，摂食嚥下機能が低下しており，誤嚥のリスクが高いと想定し，対処する必要がある．

　実際，高齢者の死因の第1位は肺炎であり，その大半が誤嚥性肺炎であるとの報告がある．また最近では「口腔ケア関連性誤嚥性肺炎」と名づけられた，不適切な口腔のケアが原因と考えられる誤嚥性肺炎[1]も存在しており，ただ歯を磨けばよいわけではないことに注意が必要である．

認知症に伴う障害

2012年の調査では，全国の65歳以上の高齢者について，認知症有病率推定値15％，認知症有病者数約462万人と推計されている．寝たきり高齢者の多くは認知症を患っていると考えられ，口腔健康管理においては，認知症ケアの観点も重要となってくる．

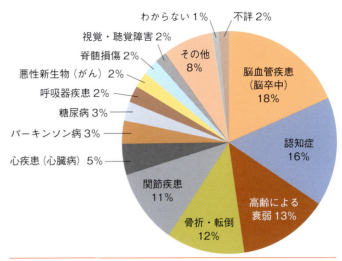

図2-9 介護が必要となった主な原因
（平成25年 厚生労働省 国民生活基礎調査統計表より作成）

口腔健康管理の観点から認知症をとらえた場合，認知症とは「プラークコントロールができなくなる病気」であるといっても過言ではない．認知症の主な症状としては，記憶障害が最もポピュラーであるが，それ以外にも，失語・失認・失行・構成障害があげられ，特に「失行」と「失認」がセルフケア不良との関連が深い．

「失行」とは，運動器官に麻痺がないのに，ある行為が遂行できない状態のことである．具体的には，歯ブラシを渡されて「歯磨きをしてください」といわれても，歯ブラシと歯磨きがどういう関連をもっているかを認識できず，歯ブラシを弄んでしまうような状態である．ただ認知症の特徴として「取り繕い」があり，周りの人が歯磨きをしている姿をみて，自分も同じようにしなくてはいけないと思って，意味はわからないがとりあえず歯ブラシを口腔内に挿入しているだけという模倣行為を行っているケースが多くあるため，歯科医療従事者でない者からみるとは「あの人は自分で歯磨きができている」と判断されてしまっていることも多い．

また同様に「失認」もプラークコントロールの不良を引き起こす．「視空間認知障害」ともよばれる症状であるが，距離や場所，立体を認識できなくなる障害で，「道に迷う」のが典型症状である．口腔内の形態や，歯ブラシの口腔内での位置がわからなくなり，いつも同じところばかり磨いているという症状を呈する．

認知症に限らず，ADL（日常生活動作）の評価においては，歯磨きは整容動作（洗顔，洗髪，手洗い，化粧など）の1つと区分され，「している／していない」で採点され，実際に清潔な口腔内を保たれているかどうかは評価されない．歯科医療従事者と，看護・リハビリ・介護職との認識の乖離は，このあたりから生まれてくると考えられる．

低栄養のリスクが高い

要介護度が高くなるほど栄養不良の者の割合が増えることがわかっているが，低栄養だと判断された者の半分以上は自分の体重を知らず，また家族や介護スタッフも体重を把握していないケースが多いとされている[2]．低栄養の原因にはさまざまなものがあるが，なかでも義歯の不

適合をはじめとする口腔内の問題が原因として重要である．食べる機能に直結する口腔健康管理を担当する歯科医療従事者が，食事のことや摂取栄養量に気を配らなくてはならないことはいうまでもない．

 寝たきり高齢者の口腔健康管理における目標の設定

　寝たきり高齢者の口腔健康管理の目標設定は，個人因子や環境因子などに大きく左右されるため一様ではなく，策定がむずかしい．プラークフリーで炎症のない健康な口腔を目指すとか，しっかりと咀嚼できる状態を維持するなど，健常者であれば多くの人に当てはまるだいたいの方向性ですら，実現が困難と考えられる現場に出くわすことも少なくない．すでに経口摂取を行っていなかったり，強度の口腔乾燥により保湿を行うことが精いっぱいであったり，またターミナル期における粘膜の脆弱化に伴う口腔内出血への対応が第一に求められるケースなど，1つひとつのケースごとに，それぞれ違った目標設定が必要となる．

　そのための一助として，著者はICF（国際生活機能分類）（**図 2-10**）に基づくアセスメントを提案したい．ICFとは，2001年にWHO（世界保健機関）が採択した，健康の構成要素に関する分類であり，「生きることの全体像」を示す「共通言語」である．ICFの詳細や具体的な活用法については成書に譲るが，従来の「疾患→機能障害→能力障害→社会的不利」という，マイナス一方向の「障害」のとらえ方ではなく，その人のプラス面である「生活機能」に着目し，生活・人生をみるという特徴がある．

　口腔健康管理に当てはめて考えると，従来型の障害モデルの場合，「歯ブラシが持てない，歯磨きの意味が理解できない，口唇閉鎖がわるい，むせる，誰もケアしてくれない……」と「ダメダメ」のオンパレードとなるが，ICF的思考では「手を添えれば歯ブラシを口腔内に挿入することができる，介助歯磨きに対し拒否がない，咬反射がなく開口保持ができる，むせることができるだけの咳反射が残存している，独居ではないため家族や介護スタッフへの働きかけが可能である」といったようなプラス面へのアプローチを行うことで，それぞれの患者ごとの目標設定を行っていくことが可能となる．

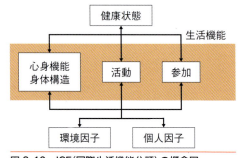

図 2-10　ICF（国際生活機能分類）の概念図

 具体的なアプローチ

ケアの貯金

　前述のように，寝たきり高齢者の口腔健康管理においては，歯科医療従事者自らが手を動かすことと，患者や家族・多職種によって行われるケアのマネジメントを行うことの両立が重要となるが，その比重は圧倒的に後者のほうが大きい．近年では，歯科医療従事者がいったん介入し，徹底的にプラーク除去を行うことで「ケアの貯金[3]」を行い，それを日常的なケアで維持する，という考え方も提唱されている．

水なしケア

歯科医療従事者と患者や家族・介護者のどちらがケアを行う場合でも，問題となるのが「水」を使うか否かである．寝たきり高齢者の場合，誤嚥のリスクが高く，「口腔のケアを行う際，プラークを機械的に破壊したときの水には多量の細菌が含まれるので，とにかくその汚い水だけは誤嚥させたくない，口腔ケア関連性誤嚥性肺炎を起こしたくない」との考えから，水ではなく口腔用保湿ジェルを用いてケアを行う方法が提唱されている．これは，気管挿管中の患者に対して，水を使用したケアと，水を使用せずに保湿ジェルを使用したケアを行い，抜管後に気管内挿入されていたチューブのカフ下部を歯垢染め出し液で染色して比較した結果，水を使用せず保湿ジェルでケアを行った群のほうが，明らかに汚染が少なかったという研究結果[4]に基づいている．

多職種の連携

また他職種に対するアプローチについては，待ちの姿勢ではなく，積極的に歯科側からアウトリーチする必要がある．その際に有効なのは，在宅歯科医療の現場であれば，退院時カンファレンスや介護保険におけるサービス担当者会議に出席し，「顔のみえる関係」を構築することに尽きる．また病棟であればNST（栄養サポートチーム）の病棟回診に帯同し，介護保険施設であればミールラウンド（食事の状態観察，多職種での検討）に積極的に参加する必要がある．

5 管理のポイント

寝たきり高齢者の口腔健康管理の目標は，各々によって異なると述べたが，長期目標としては，「誤嚥性肺炎を防ぐ」「口腔内の炎症をコントロールする」「経口摂取による良好な栄養状態を保つ」の3つに収斂する場合が多い．中でも誤嚥性肺炎の予防は，現在，最もニーズが高いものであるが，高齢者において不顕性誤嚥のある者の割合は高く[5]，また不顕性誤嚥であるため，見た目にもよくわからない．一応の目安としては，むせや湿性嗄声がなく，自身でブクブク含嗽できるかどうかが1つのポイントであるが，それに加えて随意的な咳をしっかりできるかどうかも重要である．これらがむずかしいようであれば，一見元気なようにみえても嚥下障害のリスクを抱えているものと認識して，口腔健康管理を行う必要がある．また同時に，嚥下スクリーニング検査を行い，必要に応じて内視鏡下嚥下機能検査・嚥下造影検査などを行うことも非常に重要である．

（猪原　光）

参考文献

1) 菊谷　武：高齢有病者の口腔チームケアの意義を考える　口腔ケア再考！口腔ケア関連誤嚥性肺炎と言われないために．有病者歯医療，22：242, 2013.
2) 葛谷雅文：高齢者の低栄養．老年歯医，20：119〜123, 2006.
3) 岸本裕充ほか：特集 全身疾患と口腔ケア．看護誌，74：4〜36, 2010.
4) Kuramoto C et al.: Factor analysis on oral health care for acute hospitalized patients in Japan. *Geriatr Gerontol Int*, 11：460〜466, 2011.
5) Kikuchi R et al.: High incidence of silent aspiration in elderly patients with community-required pneumonia. *Am J Respir Cris Care Med*, 150：251〜253, 1994.

第3章
歯の治療

1 ライフステージを見据えた高齢者の歯の治療

1 高齢者のライフステージと歯の治療

　WHOの高齢者の定義は65歳以上であるが，わが国の平均寿命は男女とも80歳を超え，超高齢社会になっている．一口に「高齢者」といっても65歳になったばかりの元気な高齢者もいれば，90歳を超えた寝たきりの高齢者も存在する．その25年の違いはあらゆる面で大きい．また，65歳で寝たきりの高齢者もいれば，90歳の自立した高齢者がいるのも事実であり，個人差が大きく，単純に年齢で区切れるものでもない．したがって，高齢者に歯科治療を実施する場合は，年齢だけでなくさまざまな因子を念頭に置いて，その高齢者がどの段階にいるのか，つまりライフステージを意識して対応する必要性がある．

2 若年者と高齢者の相違点

　若年者と高齢者の歯科治療の内容は共通することももちろん多いが，異なる部分も多い．若年者の場合は，歯が基準，広くてもせいぜい一口腔単位で治療内容や治療方針を検討すれば基本的に大きな問題はない．しかし，高齢者の歯科治療はそれだけでは不足である．残根（**図3-1**）や根面齲蝕，ドライマウスなど高齢者特有の口腔の問題もあるが，その他にも治療内容や治療方針に影響を与える因子が存在し，視野をもう少し広げる必要がある．高齢になればなるほど，全身疾患に罹患する確率は高くなり，高齢者≒有病者，という図式が成り立つ．場合によっては高齢者≒障害者ということにもなる．自立している高齢者でも時間とともに自立困難になりうる．そこで，高齢者の歯科治療においては「今後この患者がどうなっていくのか？」という視点を常にもって，歯科治療を進める必要性がある．つまりライフステージという視点である．それには罹患している全身疾患や障害の程度などの把握が必要である．もちろん，未来がみえるわけではないので今後の予想には限界がある．また，正解も1つではないだろう．しかし，対象患者のライフステージがどこに位置するのかというイメージを常にもち，それに対して最もふさわしい歯科治療はなにかということを考え続ける姿勢が，高齢者の歯科治療に携わる者には必要であろう．

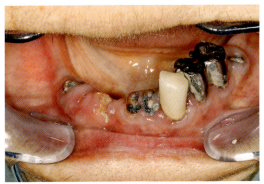
図 3-1　プラークに覆われた残根歯

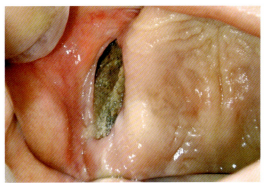
図 3-2　上顎骨の顎骨壊死
骨露出が認められる．

3 高齢者の歯の治療

　高齢者の残存歯の治療には考慮すべき点が多くある．個々の治療技術などの詳細については次項以降に譲るが，まず要治療歯を保存すべきかどうかの判断にライフステージという視点が大きく関与してくる．

　たとえば，現在はなんとか自立して歯科医院に通院しているものの，通院するのがやっとの状態の患者の場合，今後，要介護状態になる可能性が高い．いわゆる「フレイル」とよばれる状態の高齢者である．そのような患者の場合，残根歯などは寝たきりになると管理が困難になることが予想されるため，もちろん全身的なリスクを評価したうえであるが，抜歯を提案すべきであろう．

　また，自立している前立腺がんの患者の場合を想定してみる．前立腺がんは骨転移しやすいがんの1つであり，進行度によっては，今後，顎骨壊死（**図 3-2**）を引き起こす可能性のあるビスフォスフォネートやデノスマブの投与が予想される．このような場合も先手を打って，残根や動揺が大きい歯周疾患に罹患した歯，やや症状のある根尖病巣の大きい歯などは積極的に抜歯を検討すべきであろう．

　このように，高齢者の歯科治療においては，その高齢者がどのような疾患に罹患していて，その疾患がどの程度の重篤度なのか，また疾患に対する治療内容はどうなのか，その疾患による障害，口腔への影響はどうなのかなど，検討する事項が背景にいくつも存在する．そのため，高齢者における歯科治療は実は非常に奥が深いものなのである．幅広い医科的知識，すなわち全身管理に関する知識と実際の歯科的対応方法について知っておく必要がある．現状，開業歯科医師ではなかなか学ぶ機会は少ないかもしれないが，超高齢社会のさらなる進展とともに今後は全身管理に関する知識と対応は必須となるので，いまのうちから知っておき，経験を積んでおく必要があると思われる．

　寝たきりの場合に最も管理しやすい口腔は無歯顎である．歯という汚染源になりうる組織が存在しないからである．しかし，残存歯数の多い高齢者が増加する傾向にあり，今後は残存歯多数の寝たきり高齢者が増える可能性がある．自立した状態からライフステージを見据えた口腔管理という視点がますます重要となっていくであろう．

（大野友久）

2 自立高齢者の歯の治療

1─知覚過敏処置，抗齲蝕処置，修復処置

① 他の年齢層との違い

日本人成人のすべての世代で歯の保有数が増加する中で，長寿化によって多数歯を有する高齢者が増加している[1]．こうした有歯顎高齢者は，咬耗症や歯肉退縮による露出歯根面の象牙質知覚過敏症，歯頸部摩耗症や根面齲蝕などにかかりやすい状況になっている．

象牙質知覚過敏症

象牙質知覚過敏症はエナメル質の亀裂，歯肉退縮に伴う歯根部露出や摩耗，咬耗，酸蝕症，健全象牙質の切削や破折などにより象牙細管が開放され，細管内の体液が移動することにより発症する（動水力学説）[2]．これは必ずしも高齢者特有の疾患ではない．

咬耗・摩耗

切縁や咬合面の咬耗（**図3-3，4**）は加齢とともに進むものであり，生理的咬耗と病的咬耗の判断はむずかしい．楔状欠損（WSD）を含む歯頸部摩耗症（**図3-5**）は主に歯周疾患の進行と不適切なブラッシングにより20歳代から加齢とともに増加する．象牙質面のへこみによって患者が知覚過敏や違和感を訴えないかぎりは必ずしも治療対象にはならない．

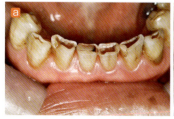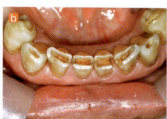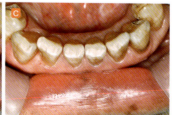

図3-3　下顎前歯切縁の咬耗のレジン修復（70歳代女性）
ⓐ 術前，ⓑ 窩洞形成，ⓒ 術後

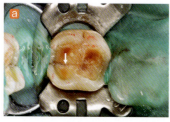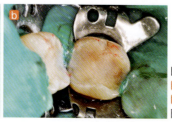

図3-4　臼歯咬合面の高度な咬耗と亀裂の修復（70歳代女性）
ⓐ 高度に咬耗した下顎第二大臼歯の中心溝に沿った亀裂（矢印）．
ⓑ 亀裂をMMA系レジン「ボンドフィルSB」で修復し，亀裂の拡大を防止した．

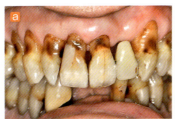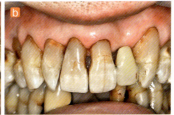

図 3-5 歯頸部摩耗症のコンポジットレジン修復（80 歳代男性）
a 術前，b 術後

図 3-6 生活歯の歯冠破折（70 歳代女性，8｜）
歯肉退縮がなく，歯の動揺のない健全歯周組織を有する高齢者の生活歯にこのような歯冠破折が増える．

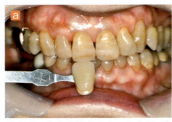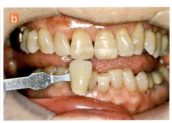

図 3-7 自立高齢者のホームホワイトニング（82 歳女性，松風シェードアップ使用）
a 術前（シェード A4），b 術後（シェード A3.5）

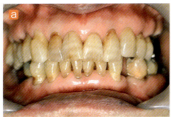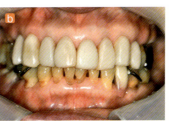

図 3-8 自立高齢者の歯面コーティング（82 歳女性）
上顎前歯部の加齢による歯の変色とエナメル質の亀裂に対してフロアブルコンポジットレジンをコート材として歯面塗布（マニキュア）した．
a 術前，b 術後

歯の破折

歯の破折は外傷だけでなく，咬合力の範囲での根管治療歯の歯根破折や咬耗，エナメル質の亀裂や歯質の脆弱化による歯冠破折などが増えてくる（**図 3-6**）．

歯の変色

歯は加齢により黄色味が増してくる．これまでは歯の加齢による変色は顔のシワやシミと同じように老化現象としてとらえられていた．しかし，自立高齢者の日常生活の"生き生き"支援をする高齢者審美歯科（Geresthetics）として，漂白法（**図 3-7**）や接着技法（**図 3-8**）などの非侵襲的手段により口元を魅力的にすることができる．

根面齲蝕

齲窩形成前の初期根面病変はエナメル質白斑（ホワイトスポット）のような目にみえる変化がない．また，根面齲蝕は隣接面歯頸部からの発生頻度が最も高いため，視診による齲蝕の発見が歯冠部齲蝕に比べてむずかしく，初期病変はエックス線検査でも発見しにくい．このように

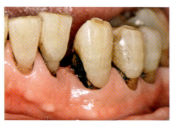

図3-9 38％フッ化ジアンミン銀（サホライド）を塗布した根面齲蝕（69歳男性）
下顎前歯から小臼歯にかけて38％フッ化ジアンミン銀を塗布して根面齲蝕の検知と病変の範囲を明確化し，齲蝕の進行抑制をはかる．患者には齲蝕の存在を気づかせ，歯間の清掃法を指導し，歯周組織の炎症の改善をはかりながら，修復処置のタイミングを見極める．

早期検出の手段がないため齲蝕の発見が遅れ，再石灰化療法のような非外科的対処が手遅れになりやすい．

歯冠部齲蝕のリスクとの相違点は，歯肉退縮あるいは付着歯肉の喪失，加齢，貧困，口腔清掃の巧緻度の低下，認知能力の低下などが考えられる．これらの中でも歯肉退縮は40歳代以降で増加する傾向があり，根面齲蝕の増加年代と一致しており，最大のリスク因子である．高齢者では薬物服用による唾液分泌量の低下，認知機能の低下や口腔清掃の自立行動を支えるADLの低下の影響が大きい．

歯根面のセメント質あるいは象牙質はハイドロキシアパタイトの無機質とコラーゲン主体の有機質から構成されている．歯根面の脱灰臨界pHは6.4以下で，エナメル質の5.5以下より高いため，歯冠部より歯根部のほうが齲蝕にかかりやすい．

歯頸線付近から発生した根面齲蝕は，歯冠側および歯根側に拡大しながら皿状の齲窩を形成する．根面齲蝕ではエナメル質はあまり侵されないため，歯冠側では穿下性齲蝕となる．さらに側方へ拡大して，ついには歯頸部全周が侵される環状齲蝕となる．環状齲蝕の修復処置は大変困難で，切削によってかえって歯質を脆くしてしまう場合がある．そのため，修復処置よりもまず予防・進行抑制が優先される（**図3-9**）．

② 使用する材料

象牙質知覚過敏抑制材

知覚過敏抑制材の作用は，①象牙細管口を封鎖する，②歯髄神経や象牙芽細胞の感覚を鈍麻する，③象牙細管内組織液を凝固して固定する，のいずれかである．現在の製品は①のものが多い[2]．さらにこの範疇では象牙細管口で結晶物を析出させて封鎖するもの（サホライド，ナノシール，ティースメイトAPペーストなど）とレジン系あるいはグラスアイオノマー系材料で封鎖するもの（MSコートONE，G-ガード，トクヤマシールドフォースプラス，PRGバリアコートセット，サービカルセメントなど）がある．前者は単に塗布するだけで術式は簡単である．後者は接着操作を確実に行えば，抑制効果は他の方法に比べると即効性がある．

齲蝕予防・進行抑制材[3]

● プロフェッショナルケア用

フッ化物歯面塗布剤（9,000 ppmF），フッ化物配合バニッシュ（22,600 ppmF），38％フッ化ジアンミン銀（48,400 ppmF），高フッ化物徐放性グラスアイオノマーセメント（GC Fuji Ⅶ）など

- **ホームケア用**

  フッ化物配合歯磨剤（1,500 ppmF 未満），フッ化物配合洗口剤（250 ppmF，450 ppmF，900 ppmF）など

修復材料

- **グラスアイオノマーセメント**（Fuji II LC，など）
- **光重合型コンポジットレジン**

  塗布後，待ち時間なしの1液性ボンディング剤で，迅速な歯面処理と充塡操作ができる（G-プレミオ ボンド，クリアフィル ユニバーサルボンド Quick など）．

- **MMA系レジン**（ボンドフィル SB）

  咬耗面の充塡に適している．

審美治療材料

- **ホワイトニング剤**

  オフィスホワイトニング用（ハイライト，ピレーネ，ティオンオフィス）

  ホームホワイトニング用（NITE ホワイト・エクセル，ハイライトシェードアップ，オパールエッセンス 10％ドクターキット，ティオンホーム）など

- **歯面コーティング材（マニキュア材）**

  ホワイトコート，ビューティコート，フロアブルコンポジットレジン類など

3 治療のポイント

知覚過敏処置

まず，歯髄炎との鑑別が重要である．さらに知覚過敏点を特定することにより治療効果が確実になる．薬剤が有効に作用するように処置面は清掃・乾燥する．知覚過敏が再発しないように酸性食品の摂取制限や不適切なブラッシング操作の是正などの患者指導を行う．

根面齲蝕の一次予防，二次予防（発生・進行抑制）

根面齲蝕の予防はまず歯肉退縮を引き起こす歯周病の予防である．齲蝕の一次予防の基本はプラークコントロールとフッ化物の応用である．特に要支援あるいは要介護の虚弱高齢者に対してはプロフェショナルケアとして 38％フッ化ジアンミン銀を年1回塗布する方法が推奨されている[4]．二次予防のプロフェショナルケアには 1～3 か月ごとのフッ化ナトリウムバニッシュ（22,500 ppmF）塗布と，フッ化物配合歯磨剤あるいは洗口剤の日常的な使用の併用が推奨されている[5]．「う蝕治療ガイドライン（2015年）[5]」によると，フッ化物配合歯磨剤と 0.05％フッ化ナトリウム配合洗口剤を日常的に併用することにより，初期活動性根面齲蝕を再石灰化させ，非活動性にすることが可能であるとされている．また，1,100 ppm 以上のフッ化物配合歯磨剤の使用だけでも表面の欠損の深さが 0.5 mm 未満の齲蝕であれば再石灰化できる可能性があるとして，欠損の浅い初期活動性根面齲蝕の場合は，まずフッ化物を用いた非侵襲的治療法を行

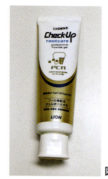
図 3-10　根面齲蝕予防用歯磨剤

って再石灰化を試み，齲蝕を管理するように推奨している．最近，フッ化ナトリウム 1,450 ppmF と象牙質のコラーゲンをコーティング保護するピロリドンカルボン酸ナトリウムを配合した根面齲蝕予防用歯磨剤（チェックアップ ルートケア）（図 3-10）が 3,000 ppmF 含有歯磨剤に相当する象牙質脱灰抑制効果があると報告されている．

修復処置（グラスアイオノマー，コンポジットレジン）

　修復材料の選択基準は，接着システムの性能を十分に発揮させうる条件下ではコンポジットレジンを，齲蝕が歯肉縁下および防湿が困難な場合にはグラスアイオノマーセメントを使用するように推奨されている[5]．修復術式については成書に譲る．

高齢者の審美治療

　非侵襲的な審美治療にはホワイトニング（図 3-7），歯面コーティング（歯のマニキュア）（図 3-8）や非切削法によるレジンベニアがある．加齢による変色，エナメル質亀裂，侵蝕症，摩耗症などに対処できる．

（福島正義）

参考文献

1) 厚生労働省：平成 28 年歯科疾患実態調査結果の概要．
www.mhlw.go.jp/toukei/list/dl/62-28-02.pdf（2017 年 7 月 18 日検索）
2) 冨士谷盛興，千田　彰編著：象牙質知覚過敏症―目からウロコのパーフェクト治療ガイド―．第 2 版．医歯薬出版，東京，2013，2～8．
3) NPO 法人日本むし歯予防フッ素推進会議編：日本におけるフッ化物製剤―フッ化物応用の過去・現在・未来―．第 9 版．口腔保健協会，東京，2013，4～41．
4) Gluzman R et al.: Prevention of root caries: a literature review of primary and secondary preventive agents. *Spec Care Dentist*, 33：133-140, 2013.
5) 特定非営利活動法人日本歯科保存学会編：う蝕治療ガイドライン．第 2 版．永末書店，京都，2015．

2―歯髄保存治療：覆髄は効果的か？

1 他の年齢層との違い

高齢者では，歯髄腔の容積減少や根尖孔狭窄により歯髄の血管分布が減少し，循環障害による退行性変化が進行することで歯髄の生活力が低下する（**図3-11**）．神経分布も減少し，象牙質の肥厚や象牙細管の閉鎖により知覚は鈍麻する．これら加齢に伴う歯髄の変化により，術者の判断は困難になり，良好な治療結果を得るうえで不利となるため，予後が疑わしい症例では抜髄することも多い．しかしながら，歯髄が狭窄した歯は根管が複雑化し，理想的な根管形成が困難となる傾向にある．また，歯髄の保存が歯の維持につながり，高齢者の口腔環境によい影響をもたらすことも事実である．そのため，高齢者でも歯髄保存の可能性は常に検討すべきである．

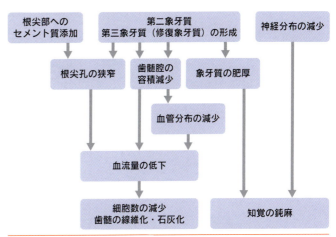

図3-11　加齢による歯髄の生活力低下の各種要因

2 使用する器材

齲蝕検知液

1％アシッドレッドプロピレングリコール溶液では，淡いピンクの染色層は保存する．一方，1％アシッドレッドポリプロピレングリコール溶液（カリエスチェック，**図3-12**）では染色層をすべて除去するため，感染歯質除去の基準がより明確である．レッドは高齢者に多い慢性齲蝕における強く変色した感染歯質の除去に有用，ブルーは歯髄近辺のピンクスポットや点状露髄との識別に有用なので使い分けるとよい．

覆髄材

- **水酸化カルシウム製剤**

覆髄材として広く用いられるが，溶解性が高い，圧縮強度に劣る，形成誘導された象牙質は多孔性で封鎖性に劣る，覆髄材直下に壊死層が生じて死腔となる，などの欠点が指摘されている．

- **MTA（mineral trioxide aggregate）**

歯髄の生活力低下が懸念される高齢者の覆髄では，特に有用と考えられる材料である．高い

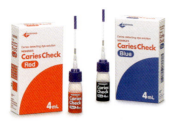

図 3-12　齲蝕検知液
ニシカカリエスチェックレッド / ブルー
（日本歯科薬品）

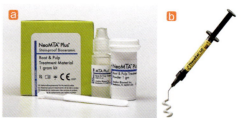

図 3-13　各種の覆髄材
ⓐ NeoMTA Plus（茂久田商会）
ⓑ セラカル LC（モリムラ）

生体親和性と優れた象牙質形成誘導能，高い封鎖性，低溶解性などが報告されている．一方で，操作しづらい，硬化時間が長いといった欠点も指摘されている．練和用滅菌水をジェル状にして操作性を高めた製品（図 3-13 ⓐ）や，MTA の主成分と高親水性レジンモノマーにより操作性向上と短時間の硬化を実現した光硬化型 MTA 様覆髄材（図 3-13 ⓑ）が開発されており，有効性が検証されている．

● その他の薬剤

間接覆髄に酸化亜鉛ユージノールセメントが用いられるが，象牙質形成誘導能は低い．抗菌薬を用いる 3-Mix は正式な承認を受けた薬剤ではないため，使用には注意が必要である．レジンセメントによる直接覆髄は炎症の消退が遅延することが報告されている．

覆髄後の修復材料

暫間修復，最終修復とも窩洞の完全な封鎖が可能な接着修復材料を用いる．

3 治療のポイント

検査・診断法および覆髄適用の判断基準

歯髄保存処置時に歯髄の状態を正確に示す指標は存在しない．患者が訴える症状も主観的であり，精度の高い評価は困難である．特に高齢者では歯髄の知覚鈍麻により臨床症状と歯髄の状態が一致しないことも多い．歯髄電気診や温度診（特に冷刺激）による歯髄反応を健全歯と比較し確認するが，高齢者の歯髄では閾値の上昇により偽陰性を示すことがある．

また，エックス線写真上では歯髄に近接する深い齲窩にみえても，慢性齲蝕に起因する象牙質肥厚により露髄しない場合もある（図 3-14）．

疼痛を感じたらただちに知らせるよう患者に指示したうえで，無麻酔下で感染歯質を除去しながら知覚の有無や程度を確認する切削診が高齢者では有用なことが多い．

感染歯質除去後に生じた非感染性の偶発的露髄に対する直接覆髄処置は，高齢者でも奏効する．感染歯質除去中に露髄が予測される深い齲窩では，暫間的間接覆髄処置を選択する．

高齢者では転倒による歯冠破折症例も多い．外傷による露髄では，受傷後 24 時間以内であれば細菌は露髄部最表層にのみ存在するとされ，直接覆髄で良好な予後を期待できる．一方，それ以降であれば露髄部歯髄表層を深さ 1〜2 mm 除去する部分断髄法が有効である．

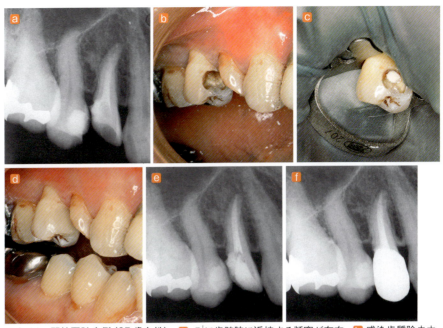

図3-14 間接覆髄症例（65歳女性） a 5|に歯髄腔に近接する齲窩が存在. b 感染歯質除去中. c 間接覆髄（セラカルLC）. d コンポジットレジン修復. e 修復直後. f 修復より18か月後.

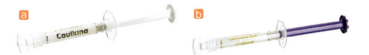

図3-15 a オラシールJコーキング, b オラシールJパテ（ウルトラデントジャパン）
ラバーダムの間隙封鎖には粘稠度の低いオラシールJコーキングが使いやすい.

どのような場合に抜髄を選択するのか？

　高齢者では局所的・全身的な抵抗力が低下しているので，直接覆髄や部分断髄法の適用は若年者よりも限定的となる．不可逆性歯髄炎を疑う痛みの既往や検査結果が得られれば抜髄を選択するが，高齢者では歯冠に生じている亀裂から破折や歯髄炎が誘発されることもあり，亀裂の深さや範囲，咬合関係を考慮して，症状が軽微であっても抜髄を選択することもある．また，歯髄保存処置後は定期検診が必要であるため，頻回の入退院や老人介護施設などへ入所予定の高齢者では抜髄を検討する．

治療上の注意点

　基本的な術式は他の年齢層と同様であるが，全身疾患に配慮した局所麻酔薬の選択やバイタルサインのモニタリングが必要とされる．ラバーダム防湿は感染防御に加え，誤嚥・誤飲のリスクが高まる高齢者では必須である．オラシールJ（**図3-15**）によりラバーダムシートと歯との間隙を封鎖すると，防湿および漏洩防止効果がさらに高まる．

● 間接覆髄法（**図3-14**）

　窩洞は3〜10％次亜塩素酸ナトリウム溶液や3％過酸化水素水，滅菌生理食塩水で洗浄後，乾燥し覆髄材を貼付する．予後に不安があれば接着性修復材料により暫間修復を行い，経過を観察する．

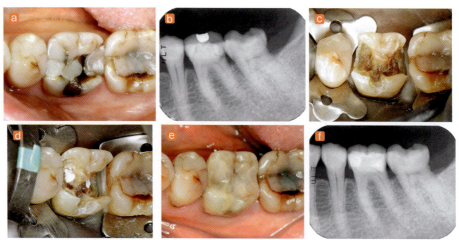

図 3-16 暫間的間接覆髄症例（67 歳女性）
ⓐ 6̅ の修復物の破折を主訴に来院．初診時の口腔内写真．ⓑ 初診時のエックス線写真．遠心側歯頸部の齲窩は歯髄に近接．ⓒ 軟化象牙質除去中．露髄の可能性を考慮し暫間的間接覆髄法を選択した．ⓓ 近遠心部に水酸化カルシウム製剤を貼付．ⓔ 暫間修復直後．ⓕ 経過観察時のエックス線写真（覆髄より 1 か月後）．

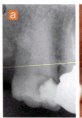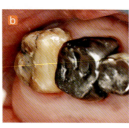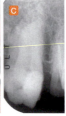

図 3-17 直接覆髄症例（75 歳男性）
ⓐ 8̅ の近心面に齲窩が存在．ⓑ 軟化象牙質除去後，窩洞形成中に点状露髄し，セラカル LC により直接覆髄，コンポジットレジン修復により暫間修復を行った．ⓒ 4 か月後のエックス線写真．

● 暫間的間接覆髄法（図 3-16）

露髄が予測される深い齲窩で選択する．露髄を避けるため手用切削器具で脆い感染歯質を除去する．覆髄後に暫間修復を行い，1 週間後を目安に歯髄の状態を確認し，その後も定期的に経過観察を行う．この間，患者には自発痛などの不快症状を自覚した際はただちに来院することを説明しておく．エックス線写真上で第三象牙質の形成が確認された後にリエントリーを行う．リエントリーまでの経過観察は，高齢者では 6 か月以上の長期間にわたることも多い．

● 直接覆髄法（図 3-17），部分断髄法

滅菌生理食塩水を含ませた小綿球による圧迫で露髄面の止血を行うが，高齢者では完全な止血の確認に数分間を要することもある．5〜10 分間の止血操作によっても出血が続く場合は表層部歯髄の炎症を疑い，部分断髄に移行する．部分断髄では注水下高速切削にて露髄面を 1〜2 mm 除去する．その後も出血が継続する場合は抜髄処置に移行する．露髄面の乾燥や覆髄材の貼付は，可能なかぎり無圧的に行う．暫間修復を行い 1 か月以上の経過観察後，予後が良好であれば最終修復処置へ移行する．

● 修復処置

ぬれ性の高いフロアブルコンポジットレジンでライニング後，積層充填によるコンポジットレジン修復を行う（**図 3-14, 16, 17**）．歯冠崩壊が大きい場合は咬頭被覆が必要となるが，定期検診時の歯髄電気診を考慮し，頰側または舌側のエナメル質表面は可能なかぎり露出させる．

（諸冨孝彦）

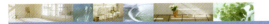

2 自立高齢者の歯の治療

3―抜髄と感染根管治療

① 他の年齢層との違い

誤嚥・誤飲

高齢者は全身機能の低下により誤嚥・誤飲しやすいため，ラバーダム防湿は必須である．

全身疾患

歯内治療時に留意すべき疾患と注意点を示す．

①**高血圧症**：アドレナリン添加局所麻酔薬の使用可否や使用可能な薬剤量を確認する．

②**虚血性心疾患**：ペースメーカー装着者では歯髄電気診や電気的根管長測定は行わないようにする．一方，潜在的な根尖性歯周炎が冠動脈疾患（心血管疾患）のリスクを増大させることも近年報告されている．歯内治療の対象は軽視できない疾患であることを再認識する必要がある．

③**脳血管障害**：原則として発症後6か月経過してから治療を開始する．

④**不整脈**：発作が懸念される場合は病院歯科の受診を勧める．

⑤**糖尿病**：インスリン・コントロールが不安定だと治療中に低血糖の発作が起きる可能性があるので病院歯科の受診を勧める．

⑥**骨粗鬆症**：問題となるのは治療薬であるビスフォスフォネート（BP）製剤服用と顎骨壊死（BRONJ）の関連である．歯内治療では根尖孔外へ器具や削片を押し出すことによって誘発されるフレアアップに注意する．

多種類の薬剤の服用

歯内治療関連疾患では抗菌薬や鎮痛薬を投薬することが多い．薬剤手帳などを確認し，重複投与がないように注意する．

歯内治療特有の注意点

①**歯科治療歴**：硬組織および歯周組織疾患に対する歯科治療歴が多い．症状の原因が本当に歯髄・根尖歯周組織由来か十分に精査する．特に歯内・歯周疾患は歯周疾患有病率が高い高齢者で多く認められる．

②**創傷治癒**：患者の年齢と歯内治療の成功率や長期予後成績に関する研究報告は少ないが，年齢間で有意差はないとされている．安易に抜歯せず保存に努める．

③**再治療**：高齢者では根管狭窄によって治療困難と判断されることが多く，結果的に再治療が

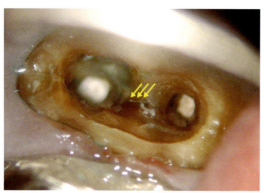

図3-18 マイクロスコープによる根管内亀裂の検出

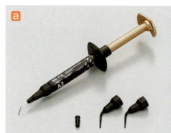
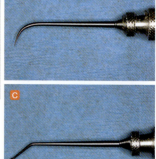

図3-19 フロアブルコンポジットレジンと充塡器
ⓐ 充塡用コンポジットレジン（ダイレクトタイプ）（ジーシー）
ⓑ，ⓒ レジン充塡器（YDM）
先端が非常に細いため精密な充塡操作が可能となる．

減少しないことになる．マイクロスコープやコーンビームCT，Ni-Ti製ファイルなどの器材を駆使して再治療を確実に行う．

2 使用する機器，材料

マイクロスコープおよびコーンビームCT

高齢者で多い狭窄髄腔や亀裂・破折の検出・治療には必須である（図3-18）．

フロアブルコンポジットレジンおよび専用充塡器（図3-19）

歯冠部歯質がほとんどない歯を対象とするときには，歯内治療前にフロアブルコンポジットレジンによる隔壁形成を行った後にラバーダム防湿を行う．

3 治療のポイント

検査・診断：保存か抜歯か

多数の治療歴と全身疾患を有する高齢者では，患歯のみでなく口腔内全体をとらえた判断が必要で，全身状態によっては理想的な治療を選択できないこともある．たとえば，定期的な通院が可能な高齢者であれば，狭窄根管へのマイクロ・エンドドンティクスによるアプローチが有効であるが，寝たきりへの移行期にある高齢者では，抜歯を選択することがその後の口腔環境を管理するうえで最適なことがある．抜歯の決定は，患歯の状態に加えて患者の要望や全身状態などを考慮し，患者にとって最もよい予後を得られるよう慎重に判断する．

歯内治療の各ステップ

①局所麻酔

②隔壁形成・ラバーダム防湿：歯内治療時の必須の前準備である（図3-20）．髄腔狭窄により歯軸を確認しながらでないと天蓋除去や根管口明示がむずかしい場合，根管口明示後に隔壁形成とラバーダム防湿を行うこともある．

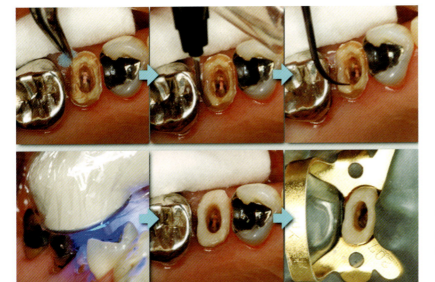

図3-20 隔壁形成とラバーダム防湿
フロアブルコンポジットレジンを使用して隔壁形成後，ラバーダム防湿下で歯内治療を進める．

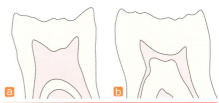

図3-21 下顎第一大臼歯の歯髄腔の比較[1]
ⓐ 萌出直後の歯髄腔
ⓑ 石灰化した高齢者の狭窄歯髄腔

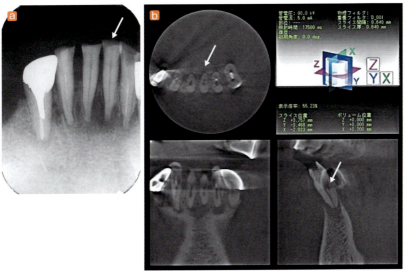

図3-22 コーンビームCT（65歳男性）
ⓐ エックス線写真では|1 は1根管のようにみえる．
ⓑ エックス線写真では検出できない|1 の第二根管口をコーンビームCTで検出することができた．

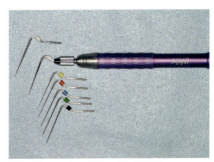

図3-23 マイクロファイル（MANI）

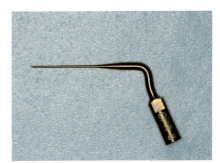

図3-24 CPR超音波チップ（オブチュラ・スパルタン／茂木田商会）
曲げることもできるため，彎曲した根管でも使用が可能である．

③**天蓋穿孔・除去，髄腔開拡**：術前にエックス線写真で確認していても，高齢者に多い空間の少ない円板状の髄室では天蓋穿孔時のバーが歯髄腔に抜ける感覚がなく，気がついたら髄床底を切削・穿孔している危険性がある（**図3-21**）．マイクロスコープの併用は必須であり，立体的な根管構造を把握するためにコーンビームCTの撮影も必要である（**図3-22**）．

④**根管口探索・明示**：加齢による髄腔狭窄で見落とされた根管は難治化や再根管治療の原因となる．根管口検出ではマイクロスコープを使用するとともに先端の鋭利な器具を用いる（**図3-23**）．メチレンブルー染色，次亜塩素酸ナトリウムによる発泡作用や髄床底の根管口間に

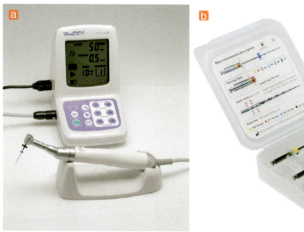
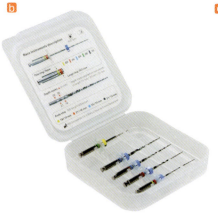
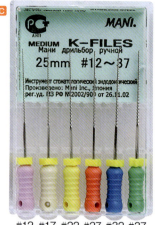

図 3-25　根管拡大・形成用器具
a RaCe・MiniEndo（白水貿易），b Ni-Ti ロータリーファイル（白水貿易），c 中間 K ファイル（MANI）

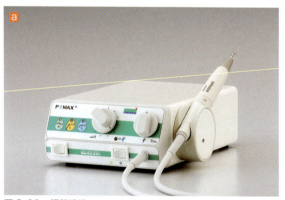
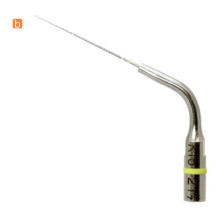

図 3-26　根管洗浄
a スプラソン P-MAX ＋（サテレック社 / 白水貿易）
b AM ファイル（サテレック社 / 白水貿易）
P-MAX ＋に AM ファイルを装着し，エンドモードで根管洗浄を行う．

ある溝の追求も一助となる．

⑤**根管長測定**：閉塞根管の場合，臨床症状がなく，画像診断でも病巣が確認できない場合は無理に穿通させる必要はない．症状がある場合，マイクロスコープ下で超音波チップ（**図 3-24**）を用いて超音波により切削することで根尖を穿通することができる．

⑥**根管拡大・形成**：まず細い手用ファイルで根管口から根尖まで円形状にスムーズな通路を形成する（グライドパス形成）．その後，K ファイルや Ni-Ti ファイル（**図 3-25 a**, **b**）による根管拡大・形成を行う．きわめて細い狭窄根管の場合は ISO 規格の中間 K ファイル（**図 3-25 c**）を使用する．

⑦**根管洗浄**：超音波ファイルの併用が効果的であることが証明されている（**図 3-26**）．

⑧**根管乾燥**：根管用バキューム（**図 3-27**）やペーパーポイントの使用が推奨される．吸引状態や出血・排膿の有無を視認しながら操作することも可能である．

⑨**根管貼薬**：世界基準の貼薬剤である水酸化カルシウム製剤を使用する．水酸化カルシウム製剤（**図 3-28**）の先端チップを根管内に挿入してペーストを根管内に過不足なく満たす．この際，根尖孔外に意図的に薬剤を押し出すことは厳禁である．

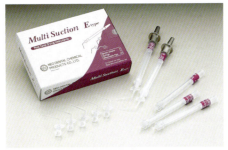

図 3-27　根管用バキューム
マルチサクション E タイプ（ネオ製薬工業）

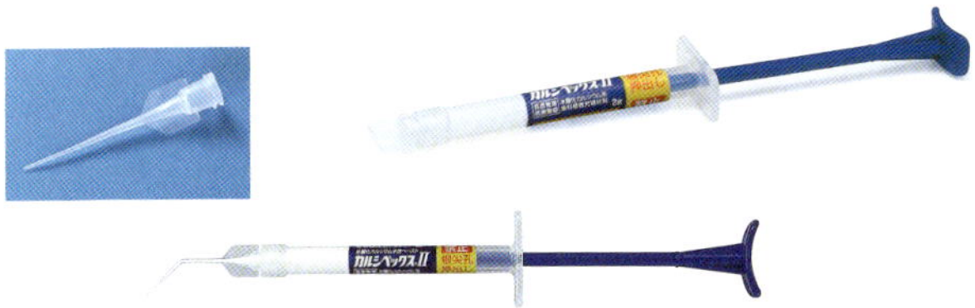

図 3-28　水酸化カルシウム製剤
カルシペックス II（日本歯科薬品）

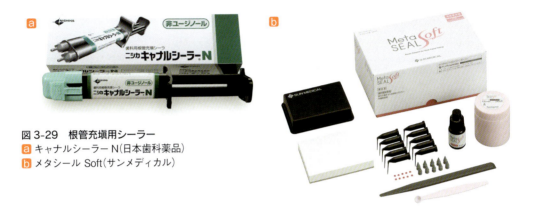

図 3-29　根管充塡用シーラー
ⓐ キャナルシーラー N（日本歯科薬品）
ⓑ メタシール Soft（サンメディカル）

⑩**仮封**：高齢者では歯内治療中に全身疾患の悪化により治療中断となることも多い．治療再開までの感染予防も踏まえて常に二重仮封を基本とする．比較的長期間の封鎖性と耐摩耗性のあるグラスアイオノマーセメントを仮封材として用いることも有効である．

⑪**根管充塡**：近年，根管充塡用シーラーは多様化しており（**図 3-29**），封鎖性の高いシーラー開発に伴いシングルポイント法が再評価されている．治療時間の短縮や安全性の点からも，シーラーの特徴を理解したうえでのシングルポイント法を高齢者の歯内治療で用いることも1つの選択肢となる．

（鷲尾絢子）

参考文献

1) Santos C et al.：Morphologic evaluation of the radicular dentine irradiated with Nd：YAG laser under different parameters and angles of incidence. *Photomed Laser Surg*, 23：590-595, 2005.

4 — 歯根端切除術

1 他年齢層との違い

本治療は治療技術の進歩による治療成績の向上（**表 3-1**）から，最近増加している歯科小手術である．しかし，高齢者は外科的侵襲に対して全身的および局所的な耐容度が低下していることを念頭に，安易な適用を控え，厳密に適応を考慮したうえで計画する必要がある．具体的には以下の点に注意すべきと考える．

表 3-1　歯根端切除術の成功率

調査	期間	歯数（本）	成功率（%）
Rapp（1991）	6 か月	424	57
August et al.（1996）	10 年以上	41	83
Teatori et al.（1999）	6 年	181	90
von Arx et al.（2001）	1 年	39	88

逆根管充填材の開発により飛躍的に改善した．

2 全身疾患要因から考えた適応

高血圧症

周術期血圧が 100/170 mmHg（拡張期/収縮期）以上は，術中術後出血の危険性があるため適応外であり，内科的コントロールが必要である．

心疾患

必ず病状および投薬状況の確認が必要である．抗凝固療法を受けている場合は，PT-INR 値が 2.5 以上は術中術後の止血が困難となる可能性があるため適応外である．PT-INR 値が適応範囲内であっても抗菌薬投与などで値が急上昇する可能性もあり，緊急止血ができる体制を準備できなければ本手術は行うべきではない．また，心臓手術後 6 か月以内の処置も適応外である．心臓の弁置換術後，狭心症・心筋梗塞に対する血管ステント留置術後の患者では，AHA ガイドラインに沿った抗菌薬術前投与が必要である．

糖尿病

術前 HbA1c が 7.5% 以上は局所および全身的感染のリスクから適応外である．適応範囲内であっても，侵襲性ストレスにより低血糖発作を起こす場合があるため，4 時間以上の絶食期間を避ける．また，術前には感染予防に抗菌薬投与が望ましい．

脳血管障害

原則として発症後 6 か月以内の処置は適応外である．また，抗血小板薬内服中の患者が多く，術後止血処置が必要となる場合が多いので注意が必要である．

がん治療中および治療歴

術後回復期，放射線および抗がん剤治療中は免疫が低下しており，局所治癒不全のみならず全身的な感染が生じる可能性があり適応外である．対診により病状と投薬状況および今後の治療計画を確認する必要がある．頭頸部がんなどにおいて，本手術計画部位が放射線照射野に入る場合，照射前であれば適応となるが，照射後では原則5年間は抜歯すら適応外である．また，骨転移の治療および予防などの観点から後述するビスフォスフォネート（BP）製剤投与の可能性がある場合は，抜歯を選択すべきである．

骨粗鬆症

BP製剤投与中の患者に対しては，薬剤関連顎骨壊死（MRONJ）発症のリスクから慎重な検討が必要である．2016年ポジションペーパーによれば，4年以上のBP製剤投与に対して，可能であれば歯科小手術前2か月と術後1か月の休薬を検討するとされている．しかし，歯根端切除術では再感染のリスクが少なからず存在するため，他の歯科小手術よりMRONJ発症リスクが高くなる可能性を考慮すべきである．

認知症

歯科治療に対する理解度や協力度によって適応を考える必要がある．積極的には適応できない．

その他

非自立（寝たきり）の場合は口腔管理の観点から積極的には適応できない．

3 局所的要因から考えた適応

歯根端切除術の適応症を**表3-2**に示すが，高齢者における局所的適応としては，以下のことに留意すべきである．

表3-2 歯根端切除術の適応症

- 根管治療で治癒しない慢性根尖性歯周炎に罹患している
- 歯周病を併発しておらず，著しい動揺がない
- ポストや補綴装置が存在するため，根管治療が困難
- 根尖周囲の骨吸収が歯根長の1/3以下である
- 外傷による根尖近くでの破折
- リーマー，ファイルの根尖孔での破折
- 根管の彎曲，狭小，閉鎖などで根管開通ができない
- 過剰根管充填で充填物が除去できない
- 顎骨腫瘍や囊胞摘出時の露出根尖

感染の有無

瘻孔が存在し，排膿がある場合は，成功率が著しく低下するため適応外である．抗菌薬による消炎を行い，瘻孔が消失してから処置を検討する（**図3-30**）．

辺縁性歯周疾患との合併

歯周ポケットが5mm以上の場合は，病巣と歯周ポケットが交通する可能性が

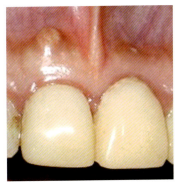

図3-30 ①|根尖性歯周炎（67歳男性）
瘻孔が存在する状態での歯根端切除術は予後不良である．

高く，成功率が低いため，適応外である．

補綴装置の支台歯

支台歯となっている歯への適応は極力避ける．特にブリッジにおける近心および遠心端支台歯は，破折のリスクが高まる（図 3-31）．

歯根の破折

縦破折については，極端に成功率が低下するため適応外である．

臼歯に対する適応

通常，上顎では第一大臼歯近心頰側根および下顎第一大臼歯近心根までが適応であるが，高齢者では手術侵襲の観点から臼歯部への適応は慎重に検討する必要がある．

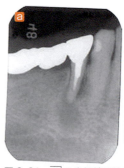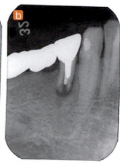

図 3-31　⑤の歯根端切除術（72 歳女性）
ⓐ 術前，ⓑ 術後 6 か月
根尖部の大きな透過性病変は縮小したが，術後 6 か月に歯根が破折した．

4 使用する機器，材料

1) 歯科小手術で用いる基本的器材
2) ストレートエンジンおよびカーバイドバー（No4，No1173）
3) スプーンエキスカベータ
4) 超音波チップ
5) スーパーボンドおよび酸化亜鉛ユージノール（EBA）セメント，保険外診療では MTA（ミネラルトリオキサイドアグリゲート）セメント
6) マイクロスコープおよびコーンビーム CT：逆根管充塡における窩洞形成ならびに逆根管充塡には，マイクロスコープ下処置が確実である．また，術前の CT により歯根形態，病巣の状態および歯根破折の有無などを検査しておく（図 3-32）．

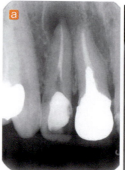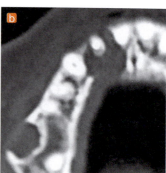

図 3-32　エックス線写真（ⓐ）とコーンビーム CT（ⓑ）の比較
コーンビーム CT で確認すると根尖病巣は口蓋側に広がっているのがわかる．

5 治療のポイント

検査・診断：歯根端切除か抜歯か

前述の適応を考慮して考えるが，高齢者の場合で特記すべき事項は，将来的に全身疾患の罹患や治療そして状態の悪化により抜歯すら困難な状況が生じ得るということである．特に BP 製剤が投与されている患者が増加することが予想されるため，安易な歯の保存により歯周疾患

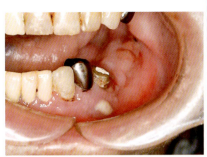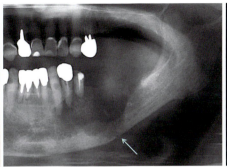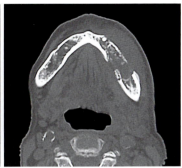

図 3-33　慢性根尖性歯周炎より生じたと思われる MRONJ（95 歳女性）
骨粗鬆症にて BP 剤内服 4〜5 年．近医にて |5 の根管治療を繰り返すも，瘻孔からの排膿が止まらず，歯根端切除術を目的に紹介となった．保存治療中であったが急速に顎骨壊死が拡大し，矢印のように病的骨折が生じたため摂食困難となり，著しい QOL の低下につながった．

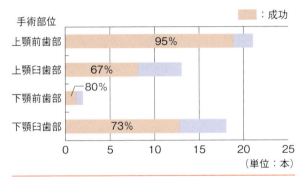

図 3-34　筆者の歯根端切除術における部位別成功率（2009〜11 年，計 54 症例）

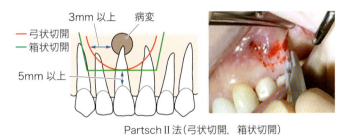
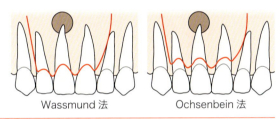

図 3-35　切開線の設定方法
基本的に歯頸部より 5 mm，病変部より 3 mm 以上離すのが望ましい．治癒遅延につながるので，病変の直上に切開線を設定しないよう注意が必要である．

などの慢性炎症や感染症を起因とする薬剤関連顎骨壊死（MRONJ）発症により，逆に患者の QOL を低下させる可能性もある（**図 3-33**）．高齢者に対して歯根端切除術を計画する場合は，患者のライフステージと口腔内状態を把握したうえで十分な計画のもとに，合併症が生じた場合の管理を含め，最後まで責任をもつ覚悟で施行されるべきである．筆者の意見としては，侵襲や術後管理のしやすさ，成功率（**図 3-34**）などの観点から極力前歯部の単純病変にとどめておくべきと考える．

歯根端切除術の各ステップ

①**局所麻酔**：術式は成書参照．高齢者では含有アドレナリンにより血圧変動が大きいため，可能なら血圧や経皮的動脈血酸素飽和度（SpO_2）などのモニタリングを行うことが望ましい．

②**切開線の設定**：切開の原則を**図 3-35** に示す．基本は Partsch II 法であるが，ポケットが深い場合や大きな視野が必要な場合は歯頸部切開である Wassmund 法を用いる．術後歯肉退縮の観点から Ochsenbein 法を選択する場合もある．筆者は Partsch II 法の変法である箱状切開を多用する．

③**頰側皮質骨の除去**：No.4 の小さなラウンドバーを用いて骨削除を行う．最初に菲薄化した骨

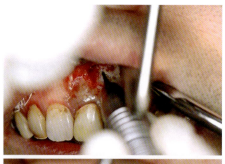

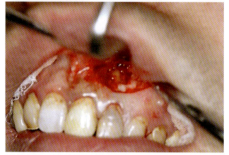

図 3-36　頬側皮質骨の削除
ラウンドバーでガイドホールを形成後，外側より骨の除去を行う．

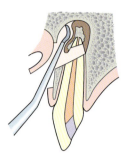

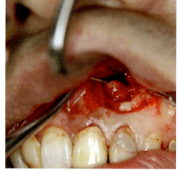

図 3-37　病変の除去
鋭匙およびスプーンエキスカベータを使用しながら病変を骨より剥離する．

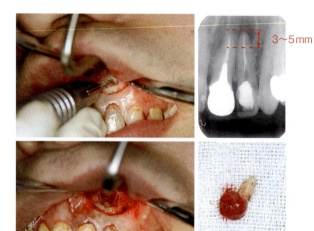

図 3-38　歯根端切除と病変の一塊摘出
根尖より 3～5 mm 程度を目安にフィッシャーバーにて歯根の切除を行う．

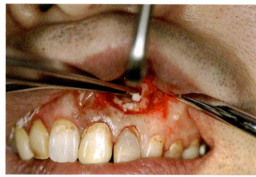

図 3-39　止血操作
出血点に少量のボスミンを含ませたスポンゼル（アマテラス）を圧接し，止血を行う．

の範囲にガイドホールを形成してから，病変外側より骨削除を行う（**図 3-36**）．

④**病変の除去**：鋭匙およびスプーンエキスカベータにて病変を骨より剥離する．この段階では，まだ病変を摘出しない（**図 3-37**）．

⑤**歯根端切除**：No.1173 の細いフィッシャーバーにて根尖より 3～5 mm 程度を目安に歯根を切断し，病変と一塊に摘出を行う（**図 3-38**）．

⑥**止血**：止血は最も重要な処置で成否を左右するため，厳重に行う．筆者は 10％ボスミン液を少量含ませた 2～3 mm 角のスポンゼル™を局所に圧接している（**図 3-39**）．

⑦**逆根管充填**：可能であればマイクロスコープや拡大鏡下にて超音波機器とレトロチップを用いて歯根端に窩洞形成を行った後に，局所乾燥下で逆根管充填を行う（**図 3-40**）．マイクロ

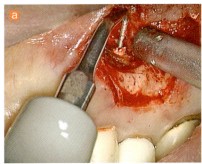 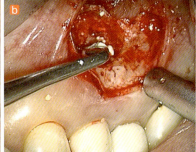 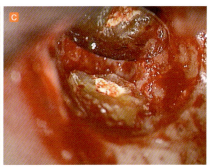

図 3-40　逆根管充塡
a 超音波チップにおける形成．b スーパーボンドの充塡．c マイクロミラーにおける充塡の確認．マイクロサージェリーを利用できれば確実に根切部を封鎖できる．

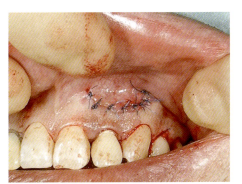

図 3-41　5-0 ナイロン糸による縫合

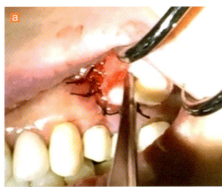

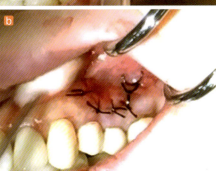

図 3-42　創部圧迫による止血と死腔の減量
a 綿球で 10〜20 秒程度圧迫する．
b 効果的に止血と死腔の減量ができる．

スコープや拡大鏡および専用の超音波機器が用意できなくても，先ほどの No.4 ラウンドバーにて窩洞形成の後，逆根管充塡を行ってもよい．この際，注意すべき点は緊密に充塡された根管充塡材が歯根端に確認できるまで形成することである．

⑧**縫合**：逆根管充塡材が確認できたら，十分な洗浄の後，縫合を行う．縫合は 6-0 もしくは 5-0 ナイロン糸を用いると清潔である（**図 3-41**）．また，止血や感染予防の観点から病変のあった部位の死腔を減少させるため，局所を綿球などで 10〜20 秒程度圧迫することも効果的である（**図 3-42**）．術後は止血目的で 15 分程度の局所圧迫と冷却を行う．

（土生　学）

参考文献

1) Wilson W et al.：Prevention of infective endocarditis：guidelines from the American Heart Association：a guideline from the American Heart Association Rheumatic Fever, Endocarditis, and Kawasaki Disease Committee, Council on Cardiovascular Disease in the Young, and the Council on Clinical Cardiology, Council on Cardiovascular Surgery and Anesthesia, and the Quality of Care and Outcomes Research Interdisciplinary Working Group. Circulation, 116：1736-1754, 2007.
2) 米田俊之ほか：骨吸収抑制薬関連顎骨壊死の病態と管理：顎骨壊死検討委員会ポジションペーパー 2016.

5—歯根破折への対処

1 高齢者の歯根破折の実態

　齲蝕や歯周病は，個人のリスクに応じてメインテナンスすることにより，適切に予防できることが知られているが，歯の破折（図3-43）には依然として苦慮する場面も多く，とりわけ歯根破折への対応はますます重要である．歯根破折の発症は年齢との相関性が指摘されており，年齢別に垂直歯根破折歯を調査した結果，40歳代以降の上下顎大臼歯および上顎小臼歯に集中しており，圧倒的に失活歯に多い．また，亀裂を生じた154歯の分析より，亀裂は40～50歳代で好発し，上下顎第一大臼歯に多く，さらに未修復歯が半数以上を占めていた．一方，亀裂・破折と診断された39歯の生活歯および歯内治療がなされていない失活歯の調査によると，亀裂・破折の発症は40～70歳代まで幅広い年齢層に認められたが，加齢とともに第二大臼歯に発症が増加する傾向がみられた．また，エナメル質表面の亀裂は加齢に伴って増加・進展する．

　高齢者における歯の破折は，転倒などによる外傷，歯科治療による残存歯質の菲薄化，残存歯数の減少による咬合力の加重負荷，齲蝕の進行などさまざまな直接的あるいは間接的な要因により引き起こされる．また，加齢によりエナメル質と象牙質の強度が低下することが報告されており，硬組織の加齢変化により歯の破折が生じやすいと考えられる．エナメル質は加齢により表面の微細構造が失われるとともに，石灰化が進み，弾性が低下することが知られている．一方，筆者らの研究により，40歳以上の象牙質の曲げ強さは40歳未満のものと比較し，有意に低下することが示されている．象牙質のミネラル密度は年齢とともに増加し（図3-44 ⓐ），それに伴い曲げ強さは低下する傾向にある（図3-44 ⓑ）．また，加齢とともに出現する歯根透明象牙質は，健全象牙質よりミネラル密度は高いが，破壊靱性値が低い．これには加齢による

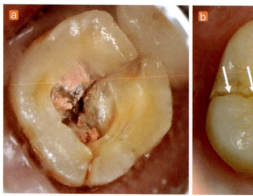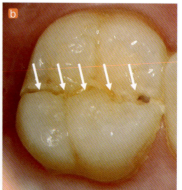

図3-43　破折歯
ⓐ 失活歯における歯冠歯根破折．ⓑ 生活歯における破折．

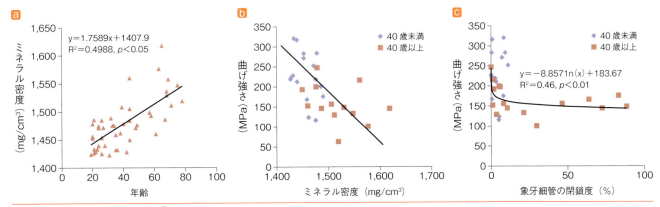

図 3-44 象牙質の加齢変化（文献[3]より改変）
a 加齢とともにミネラル密度が増加．b ミネラル密度の上昇とともに曲げ強さが減少．c 象牙細管の閉鎖が進むと曲げ強さは低下．

象牙細管の閉鎖がかかわっていると考えられており，閉鎖した象牙細管が増加するにつれて曲げ強さが低下することも明らかになった（図 3-44 c）．すなわち，加齢とともに象牙細管内部に集中して石灰化が起こり象牙細管が閉鎖することで，象牙質全体のミネラル密度が増加する．細管が閉鎖した象牙質では亀裂進展に抵抗するメカニズムが働かないため，亀裂が容易に直線的に進展し，破壊抵抗性が低くなると考えられる．さらに，加齢に伴う象牙質のコラーゲンにおける老化架橋（AGEs）の増加がコラーゲン線維の劣化につながり，象牙質の強度の低下に影響していると考えられている．

❷ 高齢者における歯根破折の治療のポイント

基本的に，垂直歯根破折歯は，抜歯あるいはヘミセクションの適応である．長期間にわたって垂直歯根破折を放置すると，隣接歯にまで歯槽骨吸収が波及するため，確定診断がなされ炎症がコントロールできない場合には，すみやかに抜歯することが推奨される．歯周組織破壊が進行した症例や陳旧性の完全歯根破折歯においては，良好な予後が得にくいため保存的治療の対象になりにくい．したがって，歯の保存の機会を広げるという意味でもできるだけ早期に破折を発見し，診断および治療を行うことが重要である．ブリッジの支台や義歯の支台歯に歯根破折が生じた場合には，患者個々の背景を総合的に判断して，保存の可否を決めることとなる．

保存的な処置に際しては，歯冠に亀裂を認める場合は，破折がさらに重篤化しないようにワイヤーやバンドで結紮したうえで処置を行う．生活歯に象牙質に及ぶ亀裂が生じていても歯髄が生活力を保っている場合には，ただちに咬頭被覆冠にて修復することが亀裂の進展を抑え，歯髄保存にもつながる．

患者にあくまで可及的な治療であることを理解してもらうことが不可欠であり，保存的治療を行った歯は定期的に観察し，再破折の徴候がないか確認することが重要である．

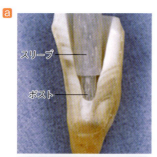
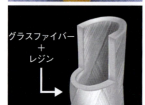
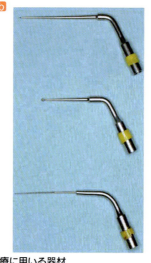
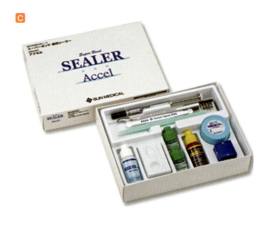

図 3-45　垂直歯根破折の予防および治療に用いる器材
ⓐ i-TFC システムのファイバースリーブ（サンメディカル）
ⓑ 超音波ユニット専用チップ：スプラソン P-MAX 用エンドチップ（白水貿易）
ⓒ レジン系シーラー：スーパーボンド根充シーラー / アクセルセット（サンメディカル）

3 歯根破折の予防および治療に使用する器材

予防

　垂直歯根破折に対する治療は困難で，抜歯に至ることが多いため，支台築造の際に接着性材料を用いて破折を予防することはきわめて重要である．

　日常臨床でしばしば遭遇する著しく菲薄化した歯根の補強策として，チューブ型のファイバースリーブ（サンメディカル，**図 3-45** ⓐ）をファイバーポストと併用する方法があげられる．*in vitro* 研究により，従来のファイバーポストのみによる支台築造よりもスリーブを併用した支台築造のほうが，破壊抵抗性が大きいことが示されている．

治療

　垂直歯根破折を早期に発見できた場合には，根管内から感染歯質を除去し，接着性材料で充填することにより良好な予後が得られることがある（**図 3-46**）．

　歯科用実体顕微鏡は，肉眼で確認できない破折線の確認がしばしば可能であり（**図 3-46** ⓒ），感染源を除去する際に過剰切削を避け，確実な処置を施しうるという点から有用である．また，根管内および破折間隙の感染源を機械的に除去する際に，超音波のエンドチップ（**図 3-45** ⓑ）を用いると，ダイヤモンドポイントやラウンドバーと比較し，過剰切削を避けられる．特に歯根の深部にはマイクロスコープを用いる．

　破折間隙の接着・封鎖には，スーパーボンド（サンメディカル）などの接着性レジンの破折線への流しこみあるいはレジン系シーラー（**図 3-45** ⓒ）を用いた根管充填を行う．また，再破折を防止するために，根尖部までポストを接着してポストと根管象牙質を一体化する方法もある（**図 3-46** ⓕ）．

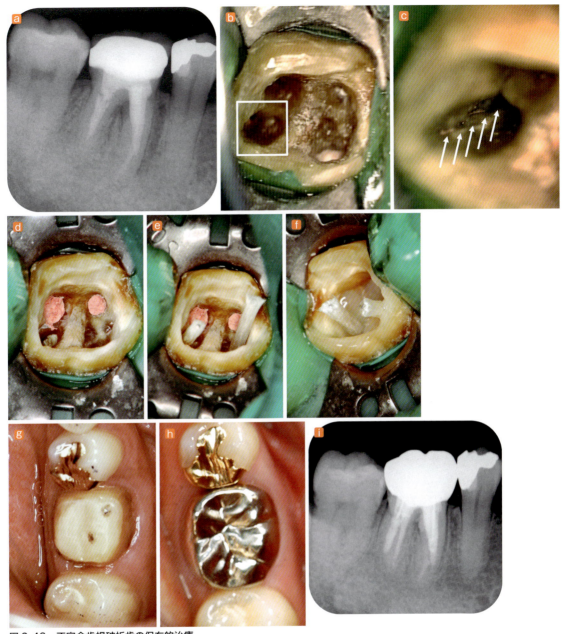

図3-46 不完全歯根破折歯の保存的治療
a 術前エックス線写真. b 術前根管内所見. 弱拡大像. c 術前根管内所見. 強拡大像. 根管内に亀裂が確認できる. d 根管内および破折部の感染源を除去. e ファイバーポストの試適. f ファイバーポストとレジンを根管と一体化. g 接着性レジンにて築造. h 全部金属冠装着. 炎症症状や再破折は認められない. i 術後エックス線写真. 近心の透過像が改善している.

(朝日陽子, 林 美加子)

参考文献

1) Roh RD and Lee YE: Analysis of 154 cases of teeth with cracks. *Dent Traumatol*, 22: 118-123, 2006.
2) 一丸-末松未希ほか: 生活歯に生じた亀裂・破折に関する調査. 日歯内療誌, 34: 11-15, 2013.
3) Shinno Y et al.: Comprehensive analyses of how tubule occlusion and advanced glycation end-products diminish strength of aged dentin. *Sci Rep*, 6: 19849, 2016.
4) 新野侑子, 林 美加子: 保存修復から考える支台築造へのアプローチ—接着歯科臨床のエビデンスから捉えた支台築造. 日本歯科評論, 76: 1-12, 2016.
5) Xiong Y et al.: The use of a fiber sleeve to improve fracture strength of pulpless teeth with flared root canals. *Dent Mater*, 31: 1427-1434, 2015.

3 寝たきり高齢者の歯の治療

1―抗齲蝕処置，修復処置

　歯の処置基準は，C0，C1：予防充塡，C2：金属あるいはCRによる充塡修復，C3：根管治療による保存処置，C4：抜歯，である．寝たきり高齢者の場合は，同じ齲蝕の深度であっても，身体機能，高次脳機能，あるいは環境などの違いにより画一的な対応はとれない．たとえば，開口指示に従えるか否か，開口したとしても開口保持やベッド上での座位維持の可否により治療方針は変わるであろう．また，訪問診療であれば，必ずしも定期的，継続的とはいかず，単発的な対応にならざるを得ないのは，術者側や患者側の環境因子が治療方針を左右しているためである．

　このように口腔内の状態だけで決められないところで展開される寝たきり高齢者の歯科治療は，リハビリテーション医療の理念を導入すると，対応法に整理がつく．本項では，寝たきり高齢者の抗齲蝕処置と修復処置について，**表3-3**で示したようにリハビリテーションの4つの側面からのアプローチに準じて，その考え方と手法を紹介する[1]．

❶ 寝たきり高齢者の抗齲蝕処置，修復処置の指針

　診療室モデルがそのままあてはまらない「寝たきり（ベッド上）高齢者の抗齲蝕処置，修復処置」に，ある一定の指針を設けることが本項の目的でもある．「開口指示に従えない」「本人が齲蝕治療の必要性を認識できない」などの高次脳機能障害や認知症への対応については，今回は言及しない．

> ① 治療を始めるにあたってのあいさつ，声かけ，説明は，応答の有無にかかわらず寝たきり高齢者であっても特別なものではない．
> ② 必ずしもその場での完治を求めず，次回以降の継続的治療をはかる．
> 　治療室なら一度ですむところを二度，三度を要してしまうこともある中での，修復処置となる．
> ③ 完治ではなく齲蝕の進行を遅らせることも治療方針となる．
> 　齲蝕の完治が達成できない場合もあり，その際には齲蝕の進行を少しでも先送りする処置となる．

❷ 開口保持について

　これから始まる歯科治療の導入に口腔清掃を利用する．開口が不十分であっても，口角より

表 3-3　リハビリテーション医療の理念に則した歯科治療[1)]

① 治療的アプローチ	機能障害に対して，治療，トレーニングを施し，機能回復や麻痺の回復を行う． [齲蝕治療，歯周治療など]
② 代償的アプローチ	機能回復に限界がある場合，潜在的能力を賦活し（利き手交換，車椅子利用など），機能の代償をはかる． [義歯装着，抗齲蝕進行処置など]
③ 環境改善的アプローチ	人的，物的環境の改善，社会的資源（介護保険など）を利用して実生活を再獲得する． [介護者による義歯の着脱や口腔清掃]
④ 心理的アプローチ	共感，謙譲的態度，価値感の共有

[　]：各アプローチにおける歯科治療の例

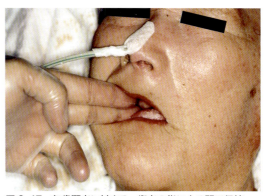

図 3-47　無歯顎者に対する，術者の指による開口保持

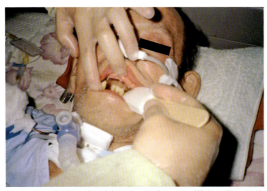

図 3-48　有歯顎者に対する，硬ウレタン樹脂の開口器使用による開口保持

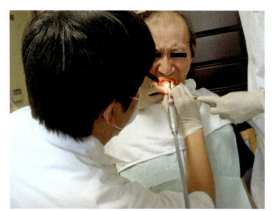

図 3-49　切削タービンを回転させ吸引しながらの治療
本治療は外科処置であり，治療室での治療が望ましい．

歯ブラシやスポンジブラシを挿入することができる．開口が得られにくいときは，無歯顎であれば，術者の指を上下顎顎堤に噛ませ，開口を維持する（**図 3-47**）．有歯顎の場合は，硬ウレタン樹脂の開口器を使用するのもよい（**図 3-48**）．

③ 齲蝕深度による抗齲蝕処置，修復処置

齲蝕治療を実施するにあたり，注水下での歯の切削治療はなるべく避けたい．訪問診療用の歯科用ユニットや器材は，以前のものに比べるとコンパクトで軽量化し，扱いも容易になっている．しかし，口腔内で切削タービンを回転させ吸引しながらの治療は，基本的には外科処置であり，診療室での治療が望ましい（**図 3-49**）．

C0，C1 への対応

歯面清掃後の予防充塡は通法に従う．寝たきり高齢者の中には，経管栄養管理である場合も少なくない．経口摂取や会話の機会が限られているために，口腔機能が不活発な状態であることから，唾液循環の自浄作用が働かないため，齲蝕も進行しやすい．清掃の際のフッ化物塗布は，齲蝕予防に有効である．

C2 への対応

歯を切削するための環境設定の可否，また，本人がそのような処置に耐えられるかどうかは，術者の判断によるところであろう．

軟化象牙質除去後の処置は，齲窩の深度に応じて必要であれば覆髄を施し，CR 充填を行うことは健康な成人の場合と同様である．しかし，CR 充填の場合には，充填後の余剰部分を，タービンなどの器具にて削合，研磨しなくてはならないため，環境や本人の状態を考慮して判断する．

要削合，要注水処置の場合

ベッド上での注水処置を実施するにあたっては，以下の条件が備わっていることが望ましい．

① 60°以上の座位が一定時間保てること

寝たきりである理由は，座位が長時間保てないからこそである．バキュームを使用しても吸引しきれない水や唾液を口腔に貯めておけるだけの口腔-咽頭機能はないことが多く，したがって誤嚥予防のために水平位治療は避けるべきである．腰部，背部の可動域，拘縮がどの程度あるかを事前に知り，リクライニング位にベッドを上げる．60°以上の座位が一定時間保てれば，むせたときには背部を起こし，90°近くにすると喀出が容易となる．

② 頸部前屈位の確保，座位困難の場合は側臥位の確保

体幹傾斜をして注水するときには，頸部が伸展していると，咽頭と気管が直線的になり誤嚥しやすくなるので，後頭部に枕やタオルなどを背座して頸部の前屈を保つ（**図 3-50**）．

座位が困難な場合は，側臥位にする．水や唾液は下側のみに溜まるので吸引しやすく，また吸引しきれない水は下側の口角にガーグルベースンをあてがい，口腔外に流すことで，患者の苦痛を軽減する．脳卒中後の片麻痺で健側と麻痺側がある場合は，健側を下側にすることでさらなる誤嚥予防になる（**図 3-51**）．

無注水処置の場合

スプーンエキスカベータにて，可及的に軟化および着色象牙質を除去する（**図 3-52**）．患者

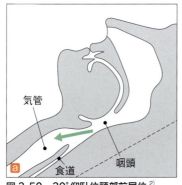

図 3-50　30°仰臥位頸部前屈位[2)]
a 頸部伸展位は咽頭と気管が直線的になり誤嚥しやすくなる．
b 頸部前屈位は気道への食塊移送通路が屈曲するために誤嚥しづらくなる．

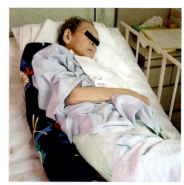

図 3-51　側臥位
頸部のみではなく，体幹ごと側臥位にする．

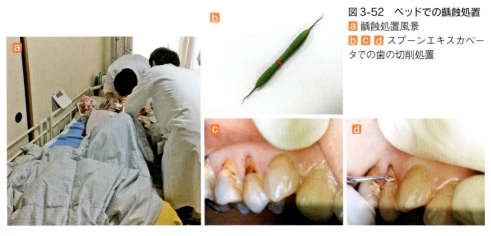

図 3-52　ベッドでの齲蝕処置
ⓐ 齲蝕処置風景
ⓑⓒⓓ スプーンエキスカベータでの歯の切削処置

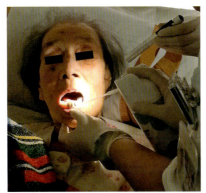

図 3-53　エアスプレーによる齲窩の乾燥

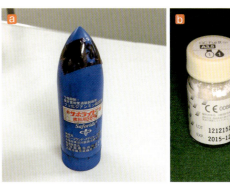

図 3-54　ⓐ 抗齲蝕剤（フッ化ジアンミン銀），ⓑ グラスアイオノマー系充填材

　の疲労具合を見計らい，一度の治療で除去しきれない場合があるのはやむを得ない．その場合は，齲窩を確実に乾燥（**図 3-53**）させたうえでの仮封や，審美的に問題のない部位であれば，フッ化ジアンミン銀（**図 3-54 ⓐ**）の歯面塗布が，齲蝕進行を抑制・遅延させる手だてとなる．そして次回以降に感染歯質除去を継続する．

　充塡材は，グラスアイオノマー系セメントが有効である（**図 3-54 ⓑ**）．隣接面齲蝕においては，セルロイドストリップスなどを使用して隔壁法を行うところであるが，それができない場合は，オーバーフィリングされることもある．幸い本材は，歯肉への為害作用は少なく，硬化後は治療回数がかかるものの，鎌形スケーラーなどで形態修正が可能である．

4　まとめ

　寝たきり高齢者を対象にした歯の治療は，技術やリスクマネジメントはもちろん大切であるが，それらの前に，患者本人への声のかけ方，話し方，接し方といったケアマネジメントが根幹であることを認識したい．寝たきりは，晩期，終末期の意味合いもあることから，齲蝕の完治より「苦痛の除去，快適性の追求」といった価値観が歯科医学の中にも求められよう．

（植田耕一郎）

参考文献

1) 植田耕一郎著：脳卒中患者の口腔ケア．第 2 版．医歯薬出版，東京，2015．
2) 藤島一郎著：口から食べる嚥下障害 Q&A．第 4 版．中央法規，東京，2011，223．

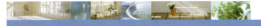

3 寝たきり高齢者の歯の治療

2—抜髄と感染根管治療：保存か抜歯か？

1 自立高齢者との違い

　高齢者における抜髄・感染根管治療（以下：歯内治療）においては，自立高齢者の場合は根管閉塞など高齢者特有の問題はあるものの，若年者の歯内治療の道具や手技をそのまま使用すればよいので基本的には大きな問題はない．しかし，寝たきり高齢者や要介護高齢者の場合は，歯科医学的要因以外のさまざまな制限がかかり，特に，歯内治療においては細かな処置が要求されるためスタンダードな対応をそのまま適用できない場合も多い．また，寝たきり高齢者における歯内治療にはコンセンサスを得ている対応方法があるわけではない．術者の知識や技量はもとより，患者に関するさまざまな要因が複雑に関連してくるので，明確な基準の設定はむずかしい．

　医学中央雑誌で「高齢者」「歯内治療」のキーワードで文献検索するとそれなりの件数がヒットするが，「高齢者」の前に「要介護」ということばを加えるだけで0件の検索数となる．「感染根管治療」「抜髄」のキーワードを組み合わせても同様である（2017年現在）．したがって，寝たきり高齢者の歯内治療は，論文ベースのエビデンスが構築されている領域ではない．また，「高齢者」に対する歯内治療に関する文献を読んでみても，自立高齢者に対する歯内治療の手技がメインの内容であり，寝たきり高齢者についての記載はほとんど認められない．寝たきり高齢者に対して，歯内治療の専門家が介入しているケースはおそらくまれであり，現場の歯科医師が試行錯誤してケースバイケースで対応している状況が浮かびあがってくる．

2 寝たきり高齢者の歯内治療における歯科のスタンス

　上記のように，寝たきり高齢者に対する歯内治療には明確な基準がない．しかし，その中でも1つ明確にいえることとしては，寝たきり高齢者の歯科治療においてはQuality of Life（QOL）を重要視する，ということであろう．通常の歯科治療においては，歯科医学的な妥当性を追求することが望ましい．しかし，寝たきり高齢者の場合は必ずしもそうではない．かといって，歯科医学的妥当性を完全に無視するわけではなく，どのバランスが患者にとって最もベネフィットが高いのか，を常に考える必要性がある．それは，寝たきり高齢者に対する他の歯科治療と同様に，歯内治療においても必要なスタンスである．

　寝たきり高齢者においては，口腔内細菌の増殖が誤嚥性肺炎のリスクとなり，また，根尖病巣由来の細菌が遠隔臓器に対して血行性に感染を引き起こす病巣感染のリスクもある．したがって，歯科医学的には歯内治療を積極的に実施すべきなのかもしれない．しかし，誤嚥性肺炎については十分な口腔健康管理の実施にて予防可能であるし，病巣感染については決して高い

リスクではない．QOLの観点から考慮すると，状況によっては積極的な歯内治療の実施ではなく，寝たきり高齢者に負担の少ない他の対応をとることが最良な場合もある．そのような「幅」のある考え方が寝たきり高齢者に対応する際には必要とされる．

③ 寝たきり高齢者の歯内治療を実施する際に注意すべきこと

寝たきり高齢者における歯内治療を実施するにあたって，処置の手技的な手順・注意点自体は自立高齢者と基本的には変わらない．しかし，QOLや全身的要因について考慮する必要性がある．

たとえば，急性症状がある場合は疼痛症状によって寝たきり高齢者のQOLを著しく下げることにつながっているので，抜髄や感染根管治療を実施すべきである．ベッドサイドで実施する場合は完全な無菌化は困難であるし，マイクロスコープを使った精緻な歯内治療など実施できるはずもない．しかし，根管内の感染のリスクが高いからといって歯内治療を実施しないというのは間違いであり，ここで最も優先されるべきは除痛である．精度としては非常に落ち，滅菌困難な状況下ではあるが，歯内治療を実施すべきであろう．

反対に，無症状の根尖病巣や症状が軽度の場合は，歯内治療を実施せず経過観察あるいは咬合調整にて対応することも検討すべきであろう．症状が強いが細かな処置が実施できない場合は抜歯を選択する場合もある（**図3-55**）．また，歯内治療では姿勢の保持や体位の設定が，視野の確保という点で重要である．通院可能な患者の場合は，術者である歯科医師が最も処置しやすい体位に患者を設定し，患者もそれに合わせてくれることが前提となっている．しかし，寝たきり高齢者の場合はそうではない．むしろ，寝たきり高齢者が安楽な体位になり，術者である歯科医師がそれに合わせる，という姿勢が必要となる．そのため，細かな手技を必要とする歯内治療は実施が困難となりやすい．

このように，寝たきり高齢者においてはさまざまな要素が歯内治療の実施にかかわってくる．ここにすべてをあげるのは困難であるが，治療方針の決定に関連する要因として以下にいくつかあげる．

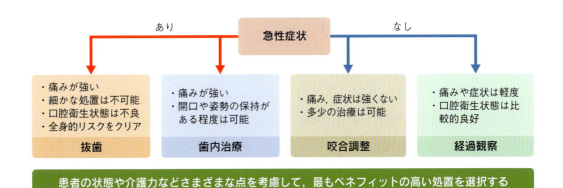

図3-55　寝たきり高齢者の歯内治療に対する考え方の一例

疾患，障害

　要介護，寝たきり状態の原因となった疾患によっては，意志疎通が困難となることや注意力の障害などで開口保持が困難となる場合がある．歯内治療は長時間の開口を強いるため，特に実施困難になりやすい．急性症状があり，どうしても処置が必要な場合は，なるべく短時間で終了できるように手際よく実施することや，抜歯を検討することも必要である．代表的なものとしては脳血管疾患後遺症や認知症があげられる．いずれも口腔管理が不十分になりがちな疾患であり，齲蝕が進行しやすく，歯髄症状が出現する可能性がある．また，慢性閉塞性肺疾患などの呼吸器疾患がある場合は，ラバーダムの装着も現実的には困難である．このようにそれぞれの疾患に関する特徴をとらえて，それに対応する現実的な歯内治療を検討する必要性がある．

介護力

　これはすなわち口腔衛生管理に関する介護力のことである．セルフケアが困難あるいは不十分な寝たきり高齢者の場合，家族や施設職員などの介護力が十分であれば，残存歯を保存する意味はある．保存した歯の衛生状態を口腔清掃にて良好に維持してくれるためである．しかし，介護力が十分ではないと考えられる場合，たとえば，老老介護の場合や施設職員の口腔衛生管理に関する関心が低い場合などでは，齲蝕が進行した歯を積極的に保存する意味は少なくなる．咀嚼機能に寄与していないうえに，汚染源・感染源になるためである．特に残根に関しては保存することにメリットはほとんどない．すなわち抜歯を選択する可能性が高くなる．

　介護力をどのように判断するかはむずかしいが，介護者に口腔衛生管理に関する指導を数回実施しても寝たきり高齢者の口腔衛生状態が大きく変わらない場合は，口腔に関する介護力は低いと考えてよい．また，生活環境，たとえば寝たきり高齢者の部屋の状態を観察するだけでも，その寝たきり高齢者に行き届いた介護がなされているのかどうかはある程度予想がつく．このように，少し視野を広くすることが大切である．残念ながら歯科医師は歯，広くみても口腔までしか視野に入っていないことが多い．視野を広げて介護力にまで目を向けることは寝たきり高齢者の歯科治療の方針に，実は大きくかかわってくるものなのである．

4 抜歯について

　長時間の開口を強いる歯内治療は，患者によっては予備力やQOLの観点からいってもよい対応方法とはいえない．したがって，症状が強いが細かな処置が実施できない場合は，抜歯を選択する場合もある．もちろん，全身管理に関するリスクをしっかり評価したうえで抜歯を選択することはいうまでもない．

　8020運動をはじめとしたわが国の歯科保健は広く周知されてきており，国民の齲蝕罹患歯数は減少してきている．そうなると，将来的に多数の残存歯をもつ寝たきり高齢者が増加することは必然である．セルフケアにて残存歯の管理が可能な場合や，介護者による十分なケアが実施できればよいが，そうではないケースも増加すると思われる．これまでは歯を保存するこ

とが歯科医学的に最も望ましいとされていたが，歯の保存は歯の管理ができてこそ意味をなすものであり，管理できない歯は汚染源・感染源になり，一転して全身に悪影響を及ぼすものになり得る．その可能性がある場合は抜歯を積極的に選択することも必要である．また，寝たきり高齢者は入退院を繰り返すことも少なくない．入院先に歯科・口腔外科があれば，残根や進行した齲蝕歯を入院中に抜歯してもらうことも考慮するとよいであろう．

　一方，病院歯科は，今後，寝たきりあるいは有病高齢者を在宅や施設などでも管理しやすい口腔内状態にして地域に送り出す必要性があるだろう．特に，急性期病院に併設されている歯科・口腔外科は，口腔がんをはじめとした歯科・口腔外科内で完結する患者の対応だけでなく，寝たきりになる可能性のある疾患を扱う科，たとえば脳神経外科や脳卒中科，神経内科，リハビリテーション科などと連携することが重要性を増すと考えられる．地域で介護しやすい口腔内環境をつくってから送り出す，急性期病院の歯科・口腔外科はその入口に位置しているという視点をもつことが必要であろう．

5 使用する機材，器具

　患者が歯科医院や施設・病院の歯科外来に通えない場合，歯科医師が寝たきり高齢者のベッドサイドに赴いて処置することになるので，機材の準備が必要となる．理想的には歯科訪問診療用の切削器具や吸引機などがあるとよいだろう．訪問先の環境にもよるが，携帯用のエンジンに5倍速コントラを装着し，シリンジから水を滴下してベッドサイドにある吸引機で吸引する，あるいは吸引機を持参する（最近では非常にコンパクトで安価な吸引機が市販されている）という方法もあるが，かなり手間がかかる．歯内治療を実施する場合は通常の外来での歯科治療時と同様の材料が必要となる．すなわち，ファイルや根管長測定器，根管洗浄用の器材，貼薬用材料などである．

6 治療のポイント

　先にも述べたが歯内治療の手技自体には大きな変化はない．しかし，寝たきり高齢者においては自立高齢者と異なり，全身的な問題がいくつも存在する．

　それらの問題をしっかりと把握し，歯内治療の実施か経過観察かあるいは抜歯なのか，患者にとって最もベネフィットが高いと思われる処置を選択する必要性がある．その際に重要なのはQOLという視点である．

7 職種間連携

　歯内治療の場合，他職種と連携するようなことはあまりない．しかし，全身状態や歯の症状によって，もし当該歯の経過観察を選択するような状況の場合，口腔衛生管理の実施が必要不可欠であるため，看護師や介護者への口腔衛生管理の指導という連携は必要である．その他，寝たきり高齢者の残根などの多数歯抜歯においては，歯科訪問診療を含めた開業歯科医師と病院歯科の連携は今後重要となってくるであろう．

（大野友久）

第4章 歯周治療

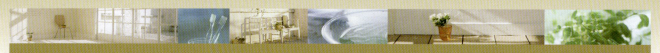

1 ライフステージを見据えた高齢者の歯周治療

① 8020達成者の増加 ≠ 健口高齢者の増加

　健康日本21（第2次）の目標値の1つとして，80歳で20本以上の歯を有する者，いわゆる8020達成者の割合を2022年までに50％とすることが掲げられた．2016（平成28）年に実施された歯科疾患実態調査[1]では，80歳で20本以上の歯を有する者の割合は51.2％と推計され，目標の50％がとうとう達成された（**図4-1**）．このように，近年の高齢者における現在歯数の増加は著しい．しかし高齢者の口腔の健康そのものは改善してきているのであろうか．ふたたび歯科疾患実態調査の結果をみてみると，75歳以上の年齢階層においては4mm以上の歯周ポケットを有する者の割合は調査を重ねるごとに増加する傾向を示している（**図4-2**）．特にその傾向は85歳以上の高齢者において顕著である．つまり，後期高齢者においては，歯周炎に罹患した歯を多数抱えた者が増えている可能性が高いということになる．

　8020達成者が増加している昨今の傾向は喜ばしいことではあるものの，健康な口腔を有する高齢者，いわゆる「健口高齢者」だけが増えているわけではなく，一見すると歯がたくさん残っているものの，実は歯周病の歯を多数有した高齢者がじわりと増加しているのが現実である．

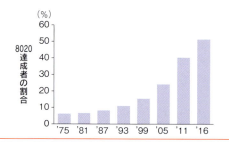

図4-1　80歳で20本以上の歯を有する8020達成者の割合の推移[1]

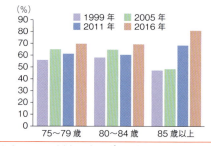

図4-2　4mm以上の歯周ポケットを有する者の割合の年次推移[1]
後期高齢者においては増加傾向を呈している．

② セルフケアを前提としない歯周治療？

　歯周治療の基本はプラークコントロールである．セルフケアによるプラークコントロールを欠いた状態で歯周治療は可能であろうか．
　これも高齢者の歯周管理においては心配な点である．要介護高齢者の施設入所者の口腔衛生

状態はあまり詳細に調べられてはいないが，いくつかの報告ではプラークインデックス（PlI）の平均が2程度と，同年代の高齢者と比較して，かなり多くのプラークの付着が予測される[2]．また，施設入所の高齢者の口腔衛生状態を規定するものは，本人の自立度と施設の管理のみが重要な因子であるという報告もみられる[3]．

要介護認定を受けた高齢者は年々増加している．2014年現在，後期高齢者において要介護の認定を受けた者は23.0%となっている[4]．これはすなわちセルフケアの困難な高齢者の割合を示している．要介護高齢者のプラークコントロールを負担する中心が介護者になった場合，プラークコントロールレコード≦20%といった歯周治療を進めるに足る一定の目標値が達成できるのであろうか．実のところ，介助者によるプラークコントロールのレベルを評価した研究は十分にはなされていない．

3 QOL向上への効率が求められる介護の現場

要介護高齢者への歯科診療，特に歯科訪問診療の現場では，使用できる器材にはある程度の制限がある．エックス線写真検査ができる状況は限られており，ライティングが不十分で唾液の吸引ができないような場合も多々ある（**図4-3**）．すなわち，プロービングやプロービング時の出血，動揺度といった歯周病検査に加え，通常はエックス線写真撮影を行って支持歯槽骨の量や状態を把握し，個々の歯の重症度や予後の判定を

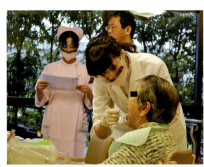

図4-3　施設での診療の場面

行ってからスケーリングなどの基本治療を進めるという手順が可能な臨床セッティングばかりではなく，また，その手順そのものも必ずしも患者のために有利にならない．歯周病検査は，歯周疾患の診断や重症度の判定，治療計画立案，治療効果の判定などのために必要であり，有効な方策であるが，得られた結果によって治療法の選択を考慮したり，薬剤の選択ができるようなことは，要介護高齢者の歯科臨床においてはあまり遭遇しない．

このような状況下において求められるのは，治療行為が患者のQOLに直接的に貢献できているかを配慮しながら行う治療である．また，介護者や患者自身の負担を最小限にとどめつつ，要介護高齢者において必要な口腔の機能が維持されるのに最低限必要な口腔の健康が得られるよう，要介護高齢者のための医療の現場を反映した歯周治療を提唱する必要がある．

（内藤　徹）

参考文献

1) 厚生労働省：平成28年歯科疾患実態調査結果の概要
http://www.mhlw.go.jp/file/04-Houdouhappyou-10804000-Iseikyoku-Shikahokenka/0000169622.pdf.
2) 関野　愉ほか：介護老人福祉施設入居者における2年間の専門家による定期的な歯面清掃の効果．老年歯医，27：291-296，2012．
3) De Visschere LM et al.：Oral hygiene of elderly people in long-term care institutions —— a cross-sectional study. *Gerodontology*, 23：195-204, 2006.
4) 内閣府：平成28年版高齢社会白書
http://www8.cao.go.jp/kourei/whitepaper/w-2016/zenbun/28pdf

2 自立高齢者の歯周治療

「人生90年時代」を目前に控えている近年では，高齢者が健康で能力を最大限発揮し，自立して生きられる健康寿命をいかに伸ばすかということが注目されている．2010年の平均寿命は，男性79.55年，女性86.30年に対して，同年算出の健康寿命は男性70.42年，女性73.62年である．生活習慣や全身疾患の影響により個人差が大きく生じるが，日本の総務省統計局やWHOでは65歳以上を高齢者としている．これらと上記健康寿命を参考にすると，自立高齢者の年齢層の目安としては65歳から70歳代前半となる．

本項では，この年齢層を中心とする自立高齢者の歯周治療を行うにあたり，歯周組織の状態や，観血的処置に関する注意事項，糖尿病と歯周病などに関する概念を紹介する．

1 高齢者の歯周組織の加齢変化

免疫機能の低下

高齢者では加齢に伴い，全身的に免疫機能，ホメオスタシス，運動機能や感覚機能の低下が生じる．免疫変化の面からみると，高齢者ではB細胞系の機能は比較的保たれるが，T細胞系の機能低下が生じる．ゆえに，獲得免疫能の低下と炎症性病態の慢性化が引き起こされることが特徴である．

歯周組織の生理的萎縮

口腔内の一般的な加齢変化としては，歯周組織の生理的萎縮（老人性萎縮）がある（図4-4）．ヒトの歯周組織学的データによると，歯根膜細胞中の線維芽細胞密度は，加齢に伴って有意に小さくなることが報告されている．つまり，高齢者では，歯根膜のリモデリング能が低下するために，リモデリングが活発に求められるような外傷性咬合の力や歯科矯正治療の矯正力の影響を受けやすくなることが示唆されている．

歯周組織の廃用性萎縮（歯の挺出と咬合平面の不正）

対合歯の喪失に伴い，咬合機能をもたなくなった歯の歯周組織は，廃用性萎縮によって歯根膜線維の機能的配列が乱れ，歯の挺出が起こる．歯の挺出は早期接触などを引き起こし，咬合の不調和の一因となる（図4-5）．歯肉退縮や歯の挺出に伴い，露出した根面への歯石やプラークの付着によって歯周炎や齲蝕のリスクが亢進する．

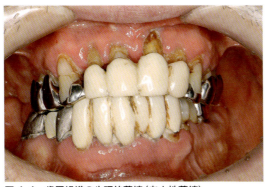
図4-4 歯周組織の生理的萎縮（老人性萎縮）

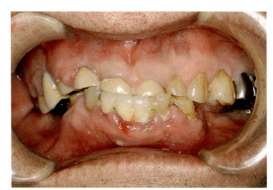
図4-5 歯の挺出と咬合平面の不正

唾液分泌量の減少

　唾液分泌量に関しては，高齢者では若年層の1/3程度に減少するといわれており，口腔乾燥，味覚異常，摂食嚥下障害なども生じやすくなる．

　このようなさまざまな因子が複雑に積み重なるために，高齢者では歯周病が進行しやすい．

② 高齢者の糖尿病と歯周病

増加する糖尿病患者

　近年の自家用車の普及や高脂肪食を中心とした食生活の変化などに代表される生活の欧米化に伴い，わが国においても，糖尿病の患者数は増加の一途をたどり，糖尿病は国民病の1つとなっている．2015年の厚生労働省の国民健康・栄養調査によると，65歳以上の高齢者において，男性の20％以上，女性の10％以上が糖尿病罹患者であり，加齢に伴いこの割合は大きくなる．高齢者の糖尿病患者数は年々増加しており，糖尿病予備群も含めるとかなり多い．そのため，高齢者で歯科受診する患者では，高確率で糖尿病の問題を有している可能性があるといえる．

歯周病は糖尿病の第6番目の合併症

　従来から，歯周病は糖尿病の第6番目の合併症といわれている．この理由は，糖尿病患者では歯周病が発症しやすいこと，そして，その進行が非糖尿病患者と比較して速いことがあげられる．

　ドイツのポメラニア地方の1型および2型糖尿病群と非糖尿病群を対象とした前向き研究で，血糖コントロールが不良な（HbA1c＞7.0％）1型および2型糖尿病群では，コントロール群と比較して5年後のアタッチメントロスと歯の喪失リスクが増大することが2012年に報告された．一方で，血糖コントロールが良好な（HbA1c≦7.0％）1型および2型糖尿病群では，そのような関連がなかった．また，メインテナンス期の歯周炎進行に関わる報告では，血糖コントロールが不良な（HbA1c≧6.5％）2型糖尿病群は，非糖尿病群や血糖コントロールが良好な2型糖尿

病群と比較して，歯周炎が易進行性であり，歯の喪失率が高いといわれている．また，血糖コントロールがきわめて不良な (HbA1c≧9%) 2 型糖尿病群は，そうでない (HbA1c＜9%) 2 型糖尿病群と比べると，歯槽骨吸収のリスクがより高いことが示されている．

　以上から，血糖コントロールが不良の糖尿病は歯周病の進行に関与し，歯周病を悪化させるといえる．歯周病悪化を惹起する値としては，HbA1c 7.0%以上で，9.0%以上となるとかなり影響力が強いリスク因子となる．一方で，HbA1c が 7.0%以下であれば，歯周病の再発率が低いととらえることができる．

重度歯周病は HbA1c を悪化させる

　歯周病が糖尿病の発症やその管理に影響を及ぼすことも多く報告されている．米国における調査では，歯周病患者の糖尿病有病率は，非歯周病群と比較して約 2 倍高いことが報告されている．また，歯周治療によって HbA1c が改善することも報告されており，これらに関するメタアナリシスも発表され，歯周治療が血糖コントロール改善に寄与することが示されている．さらに，歯周治療の効果を判定した興味深い介入研究結果がいくつかある．このうちの 1 つであるヒロシマスタディでは，糖尿病を有する歯周病患者で初診時の炎症マーカー（高感度 CRP）が高値を示す群で，局所抗菌薬を併用した歯周治療により HbA1c が約 0.5%改善することが明らかとなった（**図 4-6**）．既報のデータと照らし合わせると，歯周治療による HbA1c 値の改善効果は最大 1%前後であり，これは糖尿病に関連する死亡リスクを約 30%軽減する効果と同等である．

重症低血糖

　高齢者の糖尿病で注意すべきこととして，重症低血糖が発生しやすいという問題点がある．低血糖は，糖尿病の薬剤治療を受けている患者に高い頻度で生じる緊急の状態である．血糖値が 70 mg/dL 以下になると，脳などの中枢のエネルギー不足のため，認知機能の障害，心血管イベントのリスクとなり，血糖値が 50 mg/dL 未満とさらに重症になると，異常行動，痙攣，昏睡などがみられ，命に危険が及ぶこともある．このような背景のもと，2016 年に「高齢者糖尿病の血糖コントロール目標」が，高齢者糖尿病の治療向上のために日本糖尿病学会と日本老

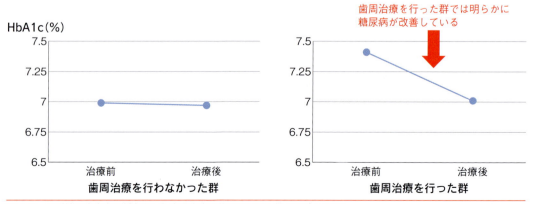

図 4-6　2 型糖尿病患者を対象とした歯周治療前後の HbA1c 値（文献[3]より抜粋）

年医学会の合同委員会によって唱えられた．この一部を紹介すると，目標値や目標下限値を参考にしながらも，患者の特徴などを考慮し，目標値の設定を柔軟に行うとしている．高齢者糖尿病においても，他の年齢層の糖尿病患者と同様，合併症予防のための血糖コントロール目標値は 7.0％であるが，治療の強化がむずかしい場合や重症低血糖が危惧される薬剤〔インスリン製剤，スルホニル尿素（SU）薬，グリニド薬など〕の使用がある場合は，患者個人の状況に合わせて，目標値を若干上回る設定でも許容される．SU 薬は，糖尿病治療に最も頻用されている薬剤であり，上記に関して，歯科医療従事者は注意が必要である．

以上のことから，高齢者の糖尿病患者では，非糖尿病患者と比較して歯周病が発症・進展しやすく，メインテナンス期においても歯周病の再発が起こりやすい．高齢者の糖尿病患者では，医科における血糖コントロール目標値が，患者個人の問題の特徴に応じて変動する可能性があることを念頭におき，メインテナンスあるいはサポーティブ・ペリオドンタル・セラピー（SPT）の間隔や内容の見直しを頻繁に行い，慎重に歯周病の管理を行う必要性がある．

観血的処置に関して

高齢者の抜歯や歯周外科治療

高齢者においても，そうでない年齢層の患者と同様に，全身状態に応じて観血的処置の可否を検討する必要があると考える．全身状態に問題がなく，観血的処置が可能であり，リスクと利益を考慮したうえで利益が上回る場合には，抜歯や歯周外科の実施が望まれる．歯周組織再生療法に関しても，「一定の年齢以上では効果がない」というデータは今のところ報告されていないようである．要介護，特に寝たきり高齢者となった場合，また，自立高齢者の状態であっても今後の診療内容に変化が生じることも考慮し，観血的処置の実施・実施時期を決定する必要がある．患者自身や歯科医療従事者による管理が困難である歯をいたずらに放置しておくことは好ましくない．

抗凝固薬や抗血小板薬

観血的処置の際に，注意を必要とする薬剤の 1 つに，ワルファリン（ワルファリンカリウム）などに代表される抗凝固薬や抗血小板薬がある．わが国における服用患者数は数百万人といわれており，年齢層の上昇に伴い服用患者の割合も増加する．これらの薬剤は脳梗塞などの血栓性・閉塞性疾患の治療や予防のために使用されており，観血的処置後の出血時間の延長が生じる．過去の報告で，抗凝固薬の継続使用患者における内視鏡治療や抜歯の際に出血の偶発症の発生が多くあったため，観血的処置の際にはこれらの薬剤の使用中止や減量などが通法としてとられていた．

一方で，抗凝固薬を中止し抜歯した際の，心筋梗塞の発症や，ワルファリンの中止・再開時に血栓形成がされやすいリバウンド現象が報告されている．本件に関するコンセンサスを得る目的で実施された，さまざまなランダム化比較試験などの結果を参考にすると，抗凝固薬・抗血小板薬の継続使用の歯周病患者における抜歯に関しては，INR（international normalized ratio)あるいは PT (prothrombin time) -INR が治療域にコントロールされている患者では，ワルファリンを服用継続のまま抜歯を行っても重篤な出血イベントは生じないといわれている．また，歯周外科に関しても，INR 3.0 以下の場合には術後の出血に有意差がなかったと報告されており，抜歯や歯周外科などの観血的処置に関して，ワルファリン服用継続が妥当であるとの判断が推奨されている．しかしながら，抗凝固療法受療患者はそうでない患者と比較して，観血的処置後の出血は延長しやすいと考えられるため，術前の消炎処置を確実に行うこと，可及的に観血的処置時の生体への侵襲を少なくすること，術後出血の原因になる炎症性組織の除去を徹底することが求められる．さらに局所の止血処置を適切に行うこと，場合によっては，止血シーネやサージカルパックの使用の検討も必要である．加えて，直近の INR 値を把握することが大切であると考える．

　自立高齢者においても観血的処置を避けるべき場合も存在する．さまざまな理由により観血的処置を避けるべきであると判断した場合には，プロフェッショナル・メカニカル・トゥース・クリーニング（PMTC）やスケーリング・ルートプレーニング（SRP）などによる歯周基本治療を繰り返し，感染と炎症のコントロールを徹底しなければならない．このような観血的処置を控えるべき患者に関しては，局所薬物配送システム（local drug delivery system：LDDS）や内服による抗菌薬の併用も治療法の選択肢の1つであると考えるが，無計画な抗菌薬の長期投与は，耐性菌発生や生体への負担も考慮し，避けることが肝要である．

骨吸収抑制薬関連顎骨壊死

　比較的新しい問題として，骨吸収抑制薬関連顎骨壊死（anti-resorptive agents-related osteonecrosis of the jaw：ARONJ）がある．ARONJ は骨転移を有するがん患者，あるいは骨粗鬆症患者の骨吸収抑制薬による加療の際にまれにみられる合併症である（**図 4-7**）．骨への侵襲性歯科治療などがリスク因子の可能性の1つとしてあげられており，観血的処置の際には注意が必要である．ARONJ の疫学的，病態学的解析は現時点では不十分であり，医学的エビデンスには欠けるものの，口腔内での感染を徹底的に予防すれば，観血的処置を行っても ARONJ 発生率を抑制できるというデータが集まりはじめている．本件に関する詳細は，日本骨代謝学会発表のポジションペーパーなどを参考にされたい．

　観血的処置を実施するうえで，注意すべき事項としては，全身状態の把握，つまり医科担当医との密接な連携が求められる．長らく健康診断の受診がない，医科未受診という患者であれば，問診や血圧測定などによる術前検査の内容から，また認知機能に不安がある場合は，患者からの問診内容を鵜呑みにするのではなく，必要であれば医科への照会を行う．これらのことにより，歯科での観血的処置時の合併症発症リスクの軽減に努めることが重要である．

自立高齢者のうちに目指しておくべき口腔の状態をどうつくるか

　自立高齢者のうちに，できるだけ炎症と感染のコントロールが容易な口腔内環境を築くことが理想であると考える．患者それぞれの状態に応じた歯周治療を行い，技術的に自身の口腔清掃が困難なケースでは電動歯ブラシの導入を勧めるのも1つであり，お手入れ方法なども併せ

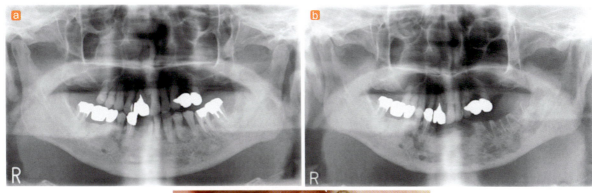
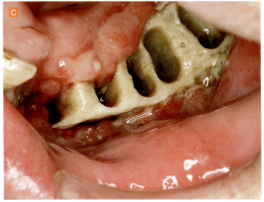

図4-7 骨吸収抑制薬関連顎骨壊死
ⓐ 初診時パノラマエックス線写真
ⓑ 2か月後，パノラマエックス線写真
ⓒ 2か月後，口腔内写真（下顎右側）

て指導することが求められる．洗口液などを補助的に用いる際には，口腔乾燥に配慮した低刺激で保湿力のあるタイプが望ましい．

　高齢者には特有の問題があり，心身機能の個人差が著しいことを考慮し，オーダーメイドの治療計画の立案と実施が必要である．歯周組織の通常の検査とともに加齢の影響を加味してメインテナンスやSPTの間隔に関する見直しを定期的に行うことで，適切な口腔内環境を維持し，健康寿命も延伸させることが可能になると考える．

（山下明子，西村英紀）

参考文献

1) 日本歯周病学会編：糖尿病患者に対する歯周治療ガイドライン．改訂第2版．医歯薬出版，東京，2014．
2) 日本骨代謝学会編：骨吸収抑制薬関連顎骨壊死の病態と管理：顎骨壊死検討委員会ポジションペーパー2016．日本骨代謝学会，東京，2016．
3) Munenaga Y, The Hiroshima Study Group, et al.：Improvement of glycated hemoglobin in Japanese subjects with 2 diabetes by resolution of periodontal inflammation using adjunct topical antibiotics：Results from the Hiroshima Study. *Diabetes Res Clin Pract*, 100：53-60, 2013.
4) 日本歯周病学会編：生涯を通じての歯周病対策　特定日営利活動法人日本歯周病学会健康サポート委員会ポジションペーパー．日歯周病会誌，54：352-374，2012．
5) 厚生労働省：平成27年（2015）人口動態統計の年間推計および平成27年（2015）国民健康・栄養調査．

3 寝たきり高齢者の歯周治療

1 寝たきり高齢者の全身状態と口腔

　寝たきり高齢者の全身状態は，寝たきりの原因や各個人の基礎疾患状態，服用薬剤により多様であり，自立高齢者（**図 4-8**）に比べ，寝たきり高齢者のほうが歯科治療を進めるうえで著しく多くのむずかしい問題を有していることは明らかである[1]．さらに，要介護者の口腔内は，同年代の自立高齢者と比較して，歯周組織を含めた口腔内の状態が悪く，歯科治療の必要性が高いことが報告されている[2]．よって，要介護度が悪化した状態の寝たきり高齢者では，さらに口腔内状態は悪化した状態になっていることが想像される（**図 4-9**）．

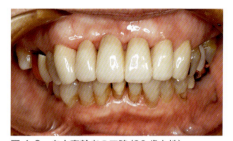

図 4-8　自立高齢者の口腔（90 歳女性）
自立しており，口腔清掃も自身で行える．

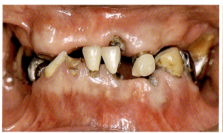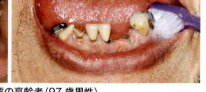

図 4-9　脳卒中による麻痺のために寝たきり状態の高齢者（97 歳男性）
口腔内の清掃は，主に家族が歯ブラシで行っており，歯周組織は良好な状態を維持しているが，齲蝕，欠損部の処置は行えていない．

2 使用する機器

　訪問診療用の機器準備の前提として，なるべく少ない品目ですむこと，応急処置に対応できること，使い慣れていること，事前の準備が楽であることがあげられる．そして，可能であるなら外来用と訪問診療用で別に用意し，準備の手間を省く．
　① 全身モニタ
　② 機械的歯石除去用器具（超音波スケーラー）
　③ 使い慣れた手用スケーラー
　④ 電気メス，歯科用レーザー

3 治療のポイント

医療情報の収集

歯周治療を施行するにあたって事前にすべきことは，患者の医療情報の収集である．この医療情報とは，基礎疾患（既往歴，現病歴，病状）や服用薬剤に関する情報（服用量，用法），アレルギーの有無など医療行為を行ううえで必要不可欠な情報である．これらの情報は主に問診から得るが，寝たきり高齢者の場合，十分にできないことが多いので，基礎疾患や合併症については医科主治医へ対診を行い，現状を把握して治療内容を共有する．さらに，看護師，介護福祉士，ケアマネジャー，家族などにも基礎疾患の状態や現状の問題点の確認を行い，歯周治療が可能かどうかの判断，治療時の注意点を事前に把握する．特に，脳血管疾患，認知症，骨・関節疾患，神経難病などについては，その疾患特性や服用薬剤に関する情報と口腔機能障害などの把握とともに生活状況（意思の疎通）についての理解が必要である．

全身評価項目

治療前の全身評価項目を**表4-1**にあげる．一般的に高齢有病者では局所麻酔時に不具合を生じることが多いため，血圧，脈拍などのバイタルサインをモニタすることは必須であり，循環器系の有病者の場合，急激な血圧の上昇や100を超える頻脈が認められる場合は治療を中止し安静にする必要がある．

口腔内評価項目

口腔内の評価項目を**表4-2**にあげる．痛みが生じると治療を避ける原因になるので，口内炎，歯肉の腫脹，破折歯，義歯による傷などの有無は特に慎重にチェックする．

治療計画の立案

寝たきり高齢者は，セルフケアによる口腔の健康保持が困難な人である．よって，歯周治療

表4-1 全身評価項目

意識（認知症の程度）
運動神経（顔面神経麻痺：閉眼，眼球，口唇，舌の動き）
感覚神経（視覚，聴覚，嗅覚）
眼瞼結膜（貧血）
身体障害の有無
問題行動
体重
体温
呼吸
血圧
脈拍数
酸素飽和度
姿勢・体位
尿量
心不全所見（咳，呼吸困難感，浮腫）
介護状況

表4-2 口腔内評価項目

口臭
食物残渣
口腔乾燥
舌・口唇・口腔粘膜（色調，形態：左右対称，表面性状：乾燥・潰瘍・びらん，粘膜病変）
歯（残存歯数，齲蝕の有無，プラーク，歯石の有無）
歯肉（色調，歯周ポケット，出血：BOP，腫脹・排膿，潰瘍）
義歯の状態（破損，適合：疼痛の有無，使用状況：装着したまま，清掃状況）
開口障害・顎関節脱臼
摂食嚥下機能
自己清掃能力（歯磨き，義歯装着，含嗽）

表 4-3 改訂口腔清掃自立度（BDR 指標）（厚生労働省：口腔機能の向上マニュアル，2005）

		自　立	一部介助	全介助
BDR指標	B　歯磨き（Brushing）			
		a　ほぼ自分で磨く 　a1：移動して 　a2：寝床で	b　部分的には自分で磨く 　b1：座位を保つ 　b2：座位を保てない	c　自分で磨けない 　c1：座位，半座位をとる 　c2：半座位もとれない
	D　義歯着脱（Denture Wearing）			
		a　自分で着脱する	b　着脱のどちらかができる	c　自分ではまったく着脱しない
	R　うがい（Mouth Rinsing）			
		a　ブクブクうがいをする	b　水を口に含む程度はする	c　水を口に含むこともできない
口腔と義歯の清掃自立状況	自発性			
		a　自分から進んで清掃する	b　いわれれば自分で清掃する	c　自発性はない
	習慣性			
		a　毎日清掃する 　a1：1日2回以上 　a2：1日1回程度	b　ときどき清掃する 　b1：週1回以上 　b2：週1回以下	c　ほとんど清掃していない
	有効性（部位到達・操作・時間）			
		a　清掃具を的確に操作し口腔内をほぼまんべんなく清掃できる	b　清掃部位への到達や刷掃動作など，一部の清掃行為で有効にできない傾向がある	c　清掃部位への到達や刷掃動作など，多くの清掃行為で有効にできていない

【有効性の判断基準】
主に以下の3点から観察
　①清掃具（毛先）の基本的な部位到達性：有歯顎部位について上下前後左右内外への到達，義歯は裏表と鉤歯部位への到達性で判断
　②基本的な操作性：全面での刷掃動作ができ，義歯では義歯洗浄剤の使用ができる
　③適正な持続時間：おおむね歯もしくは義歯を清掃するにたる時間，清掃行為を持続することができる（最低約1分程度）

前の日常的な口腔清掃の励行には，本人や家族はもちろんのこと，プロフェッショナルケアの提供・継続が必要となる．しかし，歯科衛生士が毎日，施設や在宅へ訪問して口腔健康管理を行うことは不可能であり，他職種との連携が不可欠となる．さらに，現在の医療従事者や介護者の過酷な日常の労働状態を考えると，歯科医療の専門家以外でも容易に行える安全（誤嚥の危険性がない）かつ普遍的（誰が行っても同等の有効性がある）な口腔健康管理法の開発は，日常の場に口腔健康管理を定着させるうえでも急務となっている．そして，身体的自立度レベルにあった治療を遂行するために，改訂口腔清掃自立度（BDR 指標）（**表 4-3**）を評価し，高齢者の残存能力を活かした，いろいろな職種と患者・家族が理解できる包括的な治療計画を立案する．さらに，担当者を明確にして治療目標に至る手順を定め，治療計画に沿って実施できているかどうかをモニタリングすることも重要である．

歯周治療のゴール

可能なかぎり歯を残す治療を行い，喪失原因となる歯周病を予防，治療することが今日の歯周治療の基本である．よって，寝たきり高齢者であるからという理由で現状維持を最終治療ゴールとせず，積極的に歯周組織を健康な状態に近づけることを目標としたい．しかし，現実は認知症の程度，基礎疾患，身体障害の有無，問題行動，介護状況により大きな制約がかかることから，歯周治療の目標設定を下げざるを得ない場合が多い．よって，寝たきり高齢者に対す

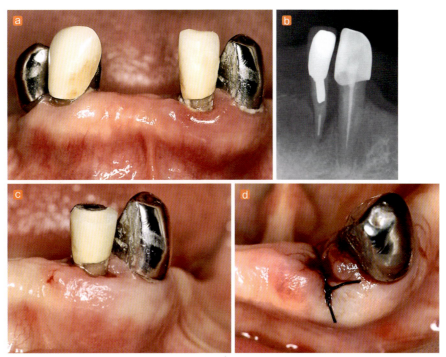

図4-10 ビスフォスフォネート製剤の服用中止ができない抜歯症例（86歳女性）
ⓐ 骨粗鬆症のためビスフォスフォネート製剤を服用している．2┘の歯肉の炎症が著明である．ⓑ 歯槽骨吸収も著明である．ⓒ 歯周組織破壊が高度であったことから抜歯処置を選択した．整形外科医からビスフォスフォネート製剤の服用中止許可がおりなかったため，術後の顎骨壊死の予防もかねて歯冠部を削合し，できるだけ自然挺出した状態で抜歯する計画を立てた．ⓓ 抜歯直後の状態．創部は限局しており，患者負担も少ない．

る画一的な歯周治療や，適切な治療回数などは存在しない．たとえば，歯周病の最大の病因である口腔内細菌を考えてみても，嚥下障害がなく常食を摂取している場合はセルフケアが不十分であっても唾液中の細菌数はそれほど増加しないが，嚥下障害を有する寝たきり高齢者，特に胃瘻造設者では唾液中細菌数は増加しており，口腔健康管理で唾液中細菌数を減少させても，その効果は長時間持続せず，翌日には唾液中細菌数は再び増加することが報告されている[3]．さらに，胃瘻造設者や経管栄養管理下となっている場合，口腔内へのグルコースの供給は断たれるので，S.mutans の活動性は低下する一方，嫌気性細菌は歯周ポケット内で生息し続けるために歯周組織への侵襲は継続するように口腔内環境は変化する．

また，要介護者において，BOP陽性歯面率，5mm以上の歯周ポケット歯面率，平均臨床的アタッチメントレベルが健常者と比較して有意に低いという結果も報告されている．この理由としては，寝たきり高齢者では治療計画に抜歯処置が多く含まれる結果，歯周病罹患歯が減少した結果ではないかと考察されている．

よって，寝たきり高齢者の歯周治療のゴールは，厳密な意味での歯周病の治癒にあるのではなく，誤嚥性肺炎や歯周病と関連する全身疾患の予防，口腔機能の維持，口腔清掃の徹底にあり，抜歯処置も戦略として重要視されると思われる（**図4-10**）．

誤嚥性肺炎の予防

　誤嚥性肺炎は病原性微生物を含んだ唾液や咽頭貯留液を誤嚥することによって発症する．この疾患は，寝たきり高齢者を含めた高齢者の生命予後に大きくかかわり，さらに，循環障害，冠状動脈疾患，糖尿病に対する影響も報告されており，寝たきり高齢者に対する歯周治療の1つの意義ともとらえられる．誤嚥性肺炎予防の面から，まず含嗽の自立度合を確認することが重要である．寝たきり高齢者では嚥下機能が低下するだけでなく，口腔内のセルフケアができずに口腔内環境は非常に劣悪となっている場合が多いので，含嗽がまったく不可能の場合，治療時の姿勢に注意する．そして，治療中，治療後もスポンジブラシやガーゼなどで清拭するなど，患者の状態に合わせ，誤嚥を防止する必要がある．さらに，誤嚥性肺炎予防には，口腔清掃だけでなく事前に機能訓練も必要である．すなわち，舌体操，顔面体操，嚥下体操やマッサージ（唾液腺，口腔粘膜）などさまざまな口腔健康管理を組み合わせ，口腔機能を回復することによって唾液の分泌を促進し，口腔内を清潔に保つことが必要になる．これには，自助具や工夫した清掃具を活用し，できるだけ本人が行えるように援助する．

舌の清掃

　経口摂取や会話が困難で，口腔への刺激が少ないと唾液の分泌が低下する．また，服用薬があれば副作用による口腔乾燥に陥りやすい．唾液の自浄作用が働かないと口腔内は非常に不潔になる．経管栄養の場合は特に口腔健康管理が必要で，歯や口腔粘膜とともに舌の清掃は欠かせない．剝離上皮や血液成分などが堆積した舌苔は口腔細菌の温床になり，口臭の原因にもなる．機能訓練と同時に本人の負担をできるだけ軽減するために，清掃補助具（スポンジブラシ，歯間ブラシ，舌ブラシ）をうまく活用し，短時間で効率よく行う．

診療体位

　体位は自立度により，座位，ファーラー位，セミファーラー位，側臥位，仰臥位を確保する．介助磨きの場合，お互いが楽な姿勢で行うが，座位では正面に立ち，頭部が後屈しないように注意する．寝たきり高齢者は嚥下機能が低下しているケースが多いので，ファーラー位，セミファーラー位をとり，頭部を横に向け，枕を使ってできるだけ下顎を引き，誤嚥を防ぐようにする．麻痺があれば側臥位で，麻痺側を上，健側を下にして，横からケアをする．仰臥位の場合も同様であるが，吸引機能付き歯ブラシを使用するなど，より誤嚥に注意する．

口腔衛生管理の順序

　通常の器質的口腔衛生管理の順序は，口腔湿潤剤を口唇に塗布して，指に巻いたガーゼにてケアを行い，口腔前庭部・頰粘膜のケアに移行し，歯のブラッシング，口蓋，舌の清掃，含嗽・吸引，保湿，義歯の清掃という流れをとる．オーラルディスキネジア（舌や口唇，下顎などの口腔周囲に生じる反復性や常動性の不随意運動）が認められたり，開口状態がわるい場合は，下顎押し下げ法，介助磨き法，K-point刺激法，ミラー法などで開口保持器を使用しながら行うが，

やさしく語りかけながら開口を促すことが重要である．

歯周治療の順序

これらの治療前準備，口腔衛生管理が施行され，環境が整ったところで，可能であると判断すれば歯周治療を開始する．歯周治療の順序は，歯周組織検査，診断後に歯肉縁上から縁下へと向かってプラーク，あるいはプラークリテンションファクターを除去，改善し，歯肉を歯根面に付着させ，口腔機能を回復させることであり，これを達成する治療ステージとしては，歯周基本治療，歯周外科治療，口腔機能回復治療，メインテナンス，SPT (supportive periodontal therapy) の一連の流れがあり，各ステージ後の再評価検査で評価しつつ進行する[4]．現在まで，非外科的，外科的歯周治療ともに，年齢に関係なく効果的であり，治療に対する応答も若い世代と同様であることが多数報告されている．しかし，これらの報告では，被験者の年齢を交絡因子としておらず，アウトカムの評価が部位特異的のことが多い．よって，高齢者の歯周治療が，患者のQOLの維持向上につながるかどうか結論は出ていない．

歯周基本治療

寝たきり高齢者にとっても歯周治療の中心は歯周基本治療であり，基本はプラークコントロールである．寝たきり高齢者においては筋力の衰退，脳梗塞などによる麻痺などの運動能力低下，また歯肉退縮によりブラッシングが困難である．また，寝たきり高齢者におけるプラークコントロールは歯周炎のためだけでなく，根面齲蝕への対応としても重要であり，一般的なプラークコントロールに対する道具（歯ブラシ，デンタルフロス，歯間ブラシ）の他に，電動ブラシや高齢者の持ちやすい柄の太い歯ブラシの使用が有用である．残根，歯肉退縮部位に対してはタフトブラシなどを用いた，ていねいなブラッシング法も考慮する必要がある．

85歳の高齢者において，残存歯数と舌苔に存在する歯周病原細菌量との間には相関関係があるとの報告もあり，介助者の行うケアとして舌クリーナー，口腔湿潤剤，スポンジブラシ，粘膜ブラシも使用する必要がある（**図4-11**）．その他，口腔用と歯ブラシ洗浄用の2つのコップ，ガーグルベースンの準備が必要である．吸引器があれば利用し，ない場合は水分の使用はできるだけ控え，すぐにふき取れるよう，指にガーゼを巻いておき，適宜，水分，汚れをとって誤嚥を防止するか，綿棒やカット綿などを使用する．

ここまでの歯肉縁上プラークコントロールは，上述の器質的口腔衛生管理の術式に準ずる．しかし，口腔衛生管理は口腔内細菌の減少，誤嚥性肺炎の予防には効果的であるが，歯周病の予防と治療にはこれだけでは不十分で，歯周ポケット内の徹底したプラークコントロールが重要である．そこで，麻酔，出血などに問題がなければ，術者による歯肉縁下スケーリング・ルートプレーニングを徹底し，感染の原因となっている細菌量を最小限にする．抗菌薬を適応した局所の化学的プラークコントロールの応用も補助療法として有効であろう（**図4-12, 13**）．常に菌血症などの感染，誤嚥に注意を払い，施行する．

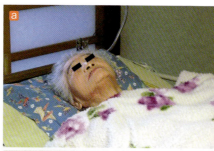
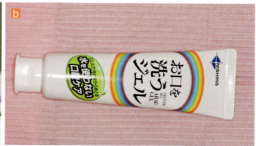
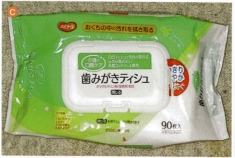
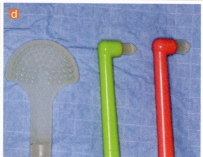
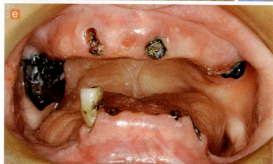

図 4-11　多系統萎縮症のために寝たきり状態の高齢者（84歳女性）
ⓐ 3年前より寝たきり状態である．ⓑ～ⓓ 家族，歯科衛生士が口腔湿潤剤（ⓑ），歯磨きティッシュ（ⓒ），タフトブラシ，舌クリーナー（ⓓ）にてケアしている．ⓔ 口腔内の状態．全顎のプロービングデプスは2mm程度，BOPもなく，歯周組織は良好な状態である．

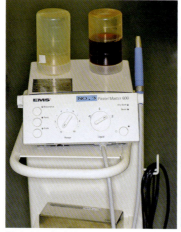
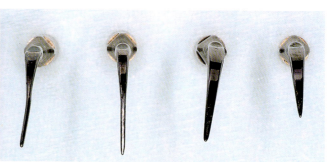

図 4-12　超音波スケーラー
歯肉縁下のイリゲーション用のチップもあり，吸引ができれば有効である．

歯周外科治療

　健常者の場合，再評価検査後に歯周ポケットが残存した場合は歯周外科治療に移行するが，寝たきり高齢者は複数の基礎疾患を有し，多種類の薬剤を服用し，かつ，居住環境からも外科

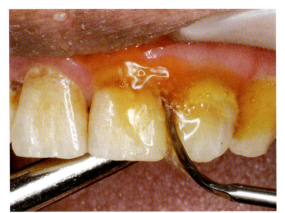

図 4-13　ポビドンヨードによる歯肉縁下のイリゲーション

的処置に関しては制限が多い．ごく狭い範囲の切開，切除であれば，歯科用レーザーなどの応用が考えられるが，現在，機器の大きさ，重量から携帯が困難で普及はしていない．

メインテナンス，SPT(supportive periodontal therapy)

歯周基本治療，歯周外科治療，口腔機能回復治療により治癒，安定した歯周組織を長期間維持するため管理を行っていくのがメインテナンス，SPT である．一方，寝たきり高齢者においては全身状態・服用薬剤により外科処置などの歯周治療が制約されるため，一部に進行の休止した（アタッチメントロスのない）4 mm 以上の歯周ポケット，根分岐部病変，動揺歯が残存している状態で病状安定とする．この状態を維持するために歯肉縁上の口腔清掃，SRP，咬合調整などの SPT を行い，病状が進行した場合には再治療を行うことが必要になる．

毎回の治療の目的を達成でき，かつ，短時間で施行するには患者の全身状態および口腔内を事前に観察して把握し，治療手順を決めて必要な器材を準備する．口腔内は敏感なので，事前に十分説明し，安心と信頼を得る必要がある．理解できていないと思われる場合でも必ず声かけをする．治療中は，患者は話せないことが多いので，表情で苦痛などの判断をしなければならない．治療終了後は術後出血などの問題がないか口腔内をチェックし，患者にも可能であれば感想を聞き，次回治療の参考にする．寝たきり高齢者は社会的弱者であり，その訴えは少ないので，医療従事者や介護者は十分な配慮が必要である．

（吉成伸夫，菰島弘之）

参考文献

1) 細野　純：第 7 章 訪問診療における口腔ケア 34 在宅高齢者の実態（どのような患者が多いのか）について教えてください．多職種協働チーム先制医療での口腔ケア FAQ50（鴨井久一，菊谷　武監著）．一世出版，東京，2016，94-95．
2) 小向井英記ほか：超高齢化地域における身体障害老人と痴呆性老人の生活状況及び口腔内状況の課題とその対策についての検討 第 2 報生活状況と歯，歯肉の状況・口腔内の状況，その関連性について．老年歯医，16：228-235，2001．
3) 梅田正博：16 口腔ケア　C 口腔ケアの実際　6 要介護高齢者に対する口腔ケア．言語聴覚士のための基礎知識 臨床歯科医学・口腔外科学．第 2 版（夏目長門編）．医学書院，東京，2016，247．
4) 鴨井久一ほか：第 1 編スタンダード編―基本的な歯周治療―第 3 章　歯周病の診断と治療計画．臨床歯周病学．第 2 版（吉江弘正，伊藤公一，村上伸也，申 基喆編）．医歯薬出版，東京，2013，36-43．

第5章
補綴（欠損）治療

1 ライフステージを見据えた高齢者の補綴治療

近年，高齢者の「フレイル（Frailty）：高齢者の筋力や活動が低下している状態」が問題となっている．萬田らは，舌後方部の挙上運動に関連する筋活動を非侵襲的かつ定量的に評価できる頸部表面筋電図計測法を開発した[1]．この計測法を用いて健常者の咀嚼開始から嚥下までの舌後方部の筋活動を観察した結果を図5-1に示す[2]．図5-1 a，b ともに咀嚼中には嚥下時の約10倍の筋活動が行われており，健常者においては日常の咀嚼により嚥下に関連する舌後方部のリハビリ効果があること，さらには，咀嚼機能の向上が老化とフレイルの循環の改善，特に嚥下機能のフレイル予防に貢献することがわかってきた．

ここでは，咀嚼機能に着目した，ライフステージを見据えた高齢者の補綴治療についてまとめたい．

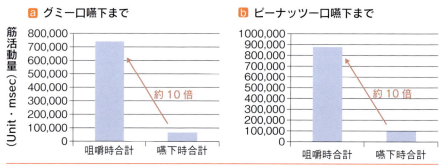

図5-1 一口咀嚼から嚥下までの舌根部筋活動量の比較[2]

1 高齢者の義歯治療について

（超）高齢者は，全身疾患の影響により合目的的に機能運動を協調させることが困難になっていることがある．たとえば，片麻痺により患側の口唇閉鎖が困難な場合には健側の口唇を過度に緊張させて，機能低下した部分に対する代償運動が発生する．また，自立困難な高齢者においては食介護が必要となり，それまでに学習してきた以外の新たな運動（すなわち，他人に食事を介助されるということ）に対応するようになる．

上記環境下では，口唇・頬・舌にときに過緊張を認め，さらに自身でこれらの緊張を機能時にうまく制御することができない状態が頻繁に認められる．このような状態は下顎義歯を浮き

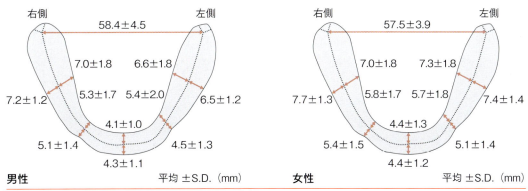

図 5-2 「2 横指 3 秒ルール」を達成する床縁平均寸法[4]

上がらせ，結果として上下顎ともに義歯の使用が困難となる．これに対応する歯科治療のポイントとしては，協調機能が低下した口腔環境でも浮き上がらない状態に下顎義歯を診断・調整することが重要である．そのための容易な診断法として「2 横指 3 秒ルール：義歯を装着して 2 横指程度開口して 3 秒間の間に義歯の浮き上がりがあれば不良な義歯と判定」が推奨される（詳細については文献[3]を参照）．この診断法に関連して，舌尖での切歯乳頭圧迫，大開口，ならびに唇尖らし運動の 3 つの運動時によって浮き上がることのない下顎基礎床の大きさを調査した結果を図 5-2 に示す[4]．咬合の問題を別とすれば，この数値を指標とすることで，補綴を専門としない歯科医師でも多くの症例において下顎義歯の浮き上がりが回避できることが想定される重要な指標といえる．

❷ 高齢者のインプラント補綴治療について

現在，日本におけるインプラント患者は約 300 万人といわれているが，従来の義歯治療に満足できない患者がインプラント補綴治療を希望することが多々ある．インプラント補綴治療により患者の満足度が向上し，機能回復をはかることができることは周知の事実であるが，一方で，インプラント周囲炎含め，将来患者自身または歯科医療従事者によるメインテナンスが困難になった場合にどのように対処すればよいかが問題となっている．そこで，インプラント補綴治療に関しては，図 5-3 に示すように可撤性補綴装置が望ましい．第一選択はインプラントオーバーデンチャー(IOD)に代表される患者可撤式補綴装置であるが，IOD による補綴治療で患者の満足が得られない場合には術者可撤式のインプラント体支持固定性補綴装置も選択肢の 1 つとなる．いずれにせよ必要に応じて容易に可撤できる補綴装置を選択すべきである．

❸ 少数歯残存と義歯との共存について

多数歯欠損（少数歯残存）の高齢者に対して補綴処置を行うことが多く，その際，全身状態も勘案して残存歯の補綴介入や抜歯・非抜歯を判断する必要がある．特別養護老人施設で実施された，某介護力強化病院に入院していた無歯顎患者を対象に「入院前後の義歯使用状況」「入院後の義歯治療内容」「日常生活自立度」「認知症の程度」について調査した研究では[5]，寝たきり患者においては，入院前に義歯を製作し使用していたすべての人が入院後も義歯を使用してい

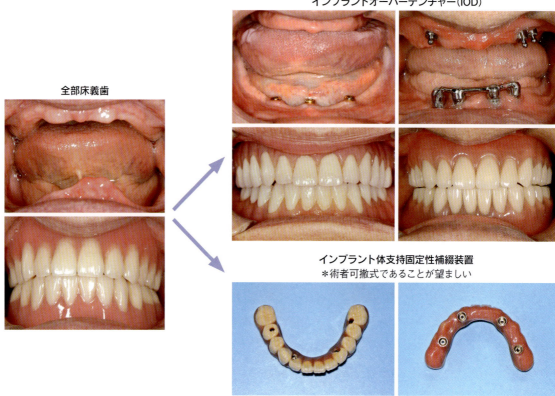

図5-3 可撤性補綴装置を用いたインプラント治療

表5-1 寝たきり患者における義歯の使用状況

	義歯使用人数(%)	義歯非使用人数(%)	合計人数(%)
入院前製作	5(100%)	0(0.0%)	5(100%)
入院後新たに製作	7(65.6%)	4(36.4%)	11(100%)
合計	12	4	16

表5-2 認知症患者における義歯の使用状況

	義歯使用人数(%)	義歯非使用人数(%)	合計人数(%)
入院前製作	5(83.3%)	1(16.7%)	6(100%)
入院後再製	2(22.2%)	7(77.8%)	9(100%)
入院後新たに製作	5(83.3%)	1(16.7%)	6(100%)
合計	12	9	21

*$p<0.05$

たのに対し，入院後に義歯を製作した人の使用率は65.6%であった（**表5-1**）．また，認知症患者においては，入院前に義歯を製作していた人の入院後の使用率は83.3%であり，入院時に義歯をもっておらず，入院後に新製した人の使用率も同じであった．それに対し，入院後に不適合義歯を再製した人の使用率は22.2%であった（**表5-2**）．この結果は，①寝たきりおよび認知症患者ともに入院前に義歯を製作したほうが全身疾患の状況によらず満足して義歯を使用できていること，②全身疾患が悪化した後に義歯を製作すると義歯がうまく使用できない場合があ

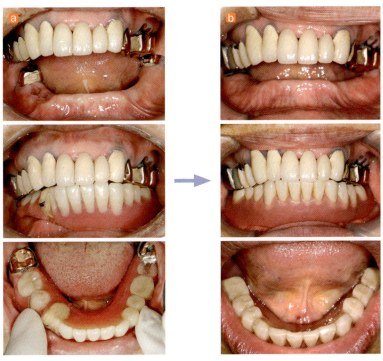

図5-4 少数歯残存症例における残根上義歯への改変
ⓐ 残根上義歯製作前，ⓑ 残根上義歯装着後5年経過

ること，を示している．以上の結果から，**図5-4**のように決して予後良好とはいえない少数歯残存症例において，早期に残根に改変し，残根上義歯として使用することで，残存歯を抜歯することなく長期に保存できるだけでなく，早期に新義歯に順応することができると考えている．

　以上のことから，高齢者の補綴治療のポイントは下記のとおりである．

○咀嚼能力を最重要視した補綴治療（リハビリ含む）を提供する
○高齢者特有の口腔機能に配慮した，「浮かない（動かない）」義歯とする
○インプラントを併用する場合には患者（または術者）可撤式装置を用いる
○全身状態が悪化する前に適切な義歯治療を行う

（皆木省吾，兒玉直紀）

参考文献

1) Manda Y et al.：New method of neck surface electromyography for the evaluation of tongue-lifting activity. *J Oral Rehabil*, 43：417-425, 2016.
2) 皆木省吾ほか：シリーズ　補綴の底力　第2回　フレイル，サルコペニアを予防する，改善する超高齢社会の咀嚼と義歯治療—高咀嚼率で噛める総義歯—．補綴臨床，49：680-690, 2016.
3) 皆木省吾：写真と図で使える 超高齢者総義歯座右マニュアル．学術研究出版，東京，2015.
4) 皆木省吾ほか：下顎無歯顎堤に対する咬合・嚥下床ならびに咀嚼・嚥下床のための寸法提示を目的とした床形態計測　咬合・咀嚼リハビリテーションのための義歯床サイズ提案．老年歯医，27：3-9, 2012.
5) 前田直人ほか：高齢者施設における認知症および寝たきり状況と義歯使用状況の関連：予備的研究．日補綴歯会誌，4：419-426, 2012.

2 自立高齢者の補綴治療

1―歯冠補綴と審美治療

1 他の年齢層との違い

審美的な要求と歯冠補綴の選択肢

　人が常に審美性を求めることは自然なことであり，それは患者の年齢および性別には，ほぼ関係がないといってよいだろう．患者が抱える問題を全人的（身体的，精神・心理的，社会的）に把握し，解決方法を模索する臨床手法であるNBM（narrative-based medicine）が非常に重要になる．患者の人生における社会的な地位などの背景にも気遣いながら，歯科材料や補綴方法の選択肢を提示することもインフォームドコンセントの重要なファクターである．疾患になった理由，経緯，疾患そのものについて，現在，患者がどのように考えているか，また，1本の歯から一口腔単位までのさまざまな治療経緯を理解し，現在の問題に対する答えを患者とともに見出していくことは患者との共同作業でもあり，信頼関係を築く礎になる．

補綴装置に対するアレルギー

　若年者と比較すると外的刺激に対する抵抗力が衰え，金属材料などに対するアレルギーの閾値が低下してくることは否めない．そのため，術前における医療面接も含め，必要なら皮膚科でのパッチテストなどが推奨される．

プラークコントロールの技術的な違い

　日常的な患者自身によるメインテナンスは，患者の個性や歯科に対する既往歴が大きく左右する．しかし，口腔内細菌に対する歯周組織の抵抗力は年齢とともに衰えていく．若年者と比較すると，歯肉の退縮により複根である臼歯部の歯頸ラインは複雑化し，プラークコントロールの妨げになる．必要に応じて上顎大臼歯の遠心頬側根のルートアンプテーションや下顎大臼歯部の歯根分割などにより，歯頸ラインの単純化を付与した補綴装置とすることで，プラークコントロールがしやすくなる．

形成時の注意点

　形成時の注水は必須であるが，高齢者にとって注水による長時間の歯の形成は苦痛となることが多い．適宜，患者の状況を見極めて形成し，洗口などの間をとる．また，形成器具による周囲組織の傷害などの医療事故を防ぐことも重要である．近年，水平診療台が一般的ではあるが，

高齢者においては形成時の診療ユニットの角度を調整することも必要となる．

補綴装置の調整と誤嚥

　高齢者は，開口時に鼻呼吸ができずに口呼吸する場合が多い．そのような患者の場合には，補綴装置の調整時に口腔内に落下した補綴装置を誤嚥あるいは誤飲する可能性が高い．調整時の診療ユニットの角度調整や，落下時には瞬時に横を向かせるなどの予防処置をはかる．万一，誤嚥したときには，患者の呼吸などの反応を確認後，即日，内科で検査を行う．

❷ 使用する器材

形成時の注意点

　形成に使用するバーなどは他の年齢層との違いはないが，形成時に突然の嘔吐反射や舌の動きにより周囲組織への不慮の傷害が起こる可能性もある．そこで，高速タービンの頻用は避け，低速エンジンによる形成が推奨される．

印象時の注意点

　シリコーン印象法による長時間および複数回の操作は高齢者にとっては苦痛に感じることがある．そのような患者に対しては，寒天・アルジネート連合印象法が好まれる．

❸ 治療のポイント

補綴材料の選択

　歯冠が崩壊したり歯を喪失してから長期間経過することで，対合歯が挺出したり，咬合高径が低下することがある．そのような症例（**症例1**）を提示し，補綴材料の選択について考える．

他の年齢層と高齢者のインプラント補綴の違い

　どの年齢層といえども，臼歯部でも審美的な形態を患者は望むことが多い．患者が日常的にメインテナンスをするうえで，フロッシングでの清掃が容易にできるのであれば，それも可能であり許容できるだろう．しかし，高齢者の場合には，歯頸側の鼓形空隙を設け，歯間ブラシが容易に通る環境を付与する必要性があると思われる．また，固定性の補綴装置にはセメンティングラインが存在するが，インプラント周囲炎の一因とされている残留セメントを回避するために，歯肉同縁か縁上の設定にするべきである（**症例2**）．もしくは，セメンティングラインの存在しないスクリュー固定性の補綴装置を考慮すべきであろう．

症例 1

患者は66歳女性（**図5-5**）．臼歯部における咬合崩壊が著しく，バーティカルストップは左側小臼歯のみであり，咬合高径の低下が認められる．臼歯部の咬合崩壊のために咬合高径が低下しているので，歯の欠損部には垂直的な咬合力支持のためのインプラント補綴を施術した．臼歯部における補綴に関しては，クリアランス不足と患者の咬合力の強さから，セラミックスによる補綴は補綴装置の予知性が乏しいと考え，76|, |7 のみメタルでの補綴処置とした．治療終了時には審美的に患者は満足している（**図5-6**）．

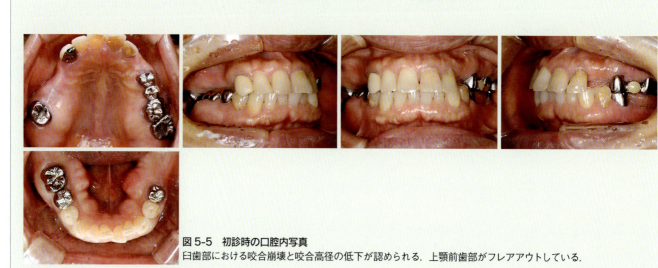

図5-5 初診時の口腔内写真
臼歯部における咬合崩壊と咬合高径の低下が認められる．上顎前歯部がフレアアウトしている．

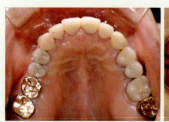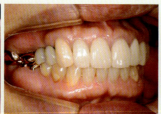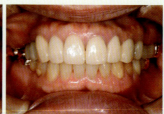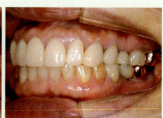
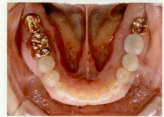

図5-6 治療終了時の口腔内写真
76|, |7 のみメタルでの補綴処置とした．

4 まとめ

高齢者における補綴装置は，その機能性はもとより，ある程度の審美性も考慮に入れるべきである．しかし，最も重要なことは補綴装置の予知性であり，メインテナンスしやすい環境を提供することではないだろうか．NBMの観点から患者にとって最も有益な治療法を見出し，患者側と術者側の双方が納得のいく補綴装置を模索しながら，今後も予知性のある補綴装置を患者に提供していくべきであろう．

症例2

患者は77歳男性．下顎臼歯部のインプラント補綴を希望して来院した．下顎左右臼歯部の歯槽骨は高さを喪失しており，下顎前歯部が上顎前歯部を突き上げ，オーバーバイト，オーバージェットともに過度に増加しており，咬合高径の低下が認められる（**図5-7**）．下顎左右臼歯部におけるインプラント上部構造において，歯頸側の鼓形空隙を設けて歯間ブラシを通しやすくした．さらにセメンティングラインを歯肉同縁か縁上に設定し残留セメントを可及的になくした（**図5-8**）．

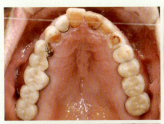
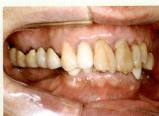
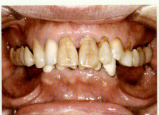
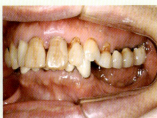
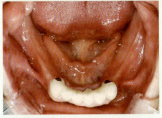

図5-7 初診時の口腔内写真
下顎左右臼歯部の歯槽骨は高さを失い，下顎前歯部が上顎前歯部を突き上げ，オーバーバイト，オーバージェットともに過度に増加している．

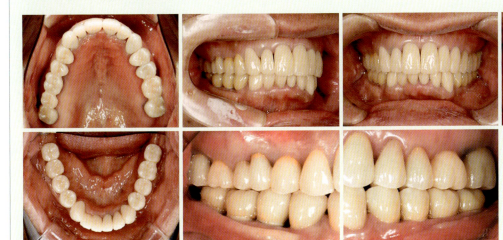

図5-8 治療終了時の口腔内写真
下顎左右臼歯部における歯頸側の鼓形空隙を設けて歯間ブラシを通しやすくした．セメンティングラインを歯肉同縁か縁上に設定した．

（金成雅彦）

参考文献

1) Pilalas I et al.：Pre-restorative crown lengthening surgery outcomes：a systematic review. *J Clin Periodontol*, 43：1094-1108, 2016.
2) Quirynen M et al.：Infectious risks for oral implants：a review of the literature. *Clin Oral Implants Res*, 13：1-19, 2002.

2 自立高齢者の補綴治療

2―ブリッジか，義歯か，あるいはインプラントか？

① 他の年齢層と比較した選択基準

　欠損が生じた場合の対処法としては，①何もしない，②ブリッジ，③義歯，④インプラント，があるが，年齢層，欠損歯数，隣接する残存歯の状態，対合残存歯の状態，経済面，患者の要望などにより，その選択は変化すると思われる．

一般成人の場合

　一般成人の場合，たとえば最後臼歯1本を喪失した場合，①前方隣接歯を削合して延長ブリッジを装着する，②欠損部に1本義歯を装着する，③インプラントを植立して歯冠補綴を行う，といった治療オプションがあるが，対合残存歯の状況によっても選択肢が異なる．対合残存歯が欠損していたり，ブリッジが装着されており挺出のリスクがほとんどない場合は，何もしないのが第一選択と思われる．対合残存歯が挺出するリスクがある場合には，対合残存歯の隣接歯との連結固定などのオプションもある．

　ブリッジを選択する基準としては，欠損部の隣接歯がすでに歯冠修復されていたり，失活歯であり，咀嚼機能の改善と経済的に安価であることを考慮する場合である．とはいっても比較的若い一般成人にとって有床義歯を装着することはなかなか受け入れられないため，やむを得ず天然歯を形成してブリッジとする場合が少なくない．このような場合，経済的になんら問題がなければ，残存歯の保護を考慮するとインプラントが適当と思われる．

　欠損歯数が多く，特に遊離端欠損の場合の第一選択は有床義歯と思われる．レストシートやガイドプレーンの付与などで支台装置に対して削合処置が必要な場合もあるが，ブリッジと比較してきわめて侵襲は少なく，さまざまな欠損形態に対して柔軟な対応が可能である．審美的配慮が必要であり，かつ経済的に問題がなければ，アタッチメントなどを利用することも可能である．当然のことながら，このような欠損形態であっても，インプラントを利用したブリッジやオーバーデンチャーも選択肢のオプションとして存在する．

自立高齢者の場合

　高齢者に対する補綴装置の選択は，年齢や全身の健康状態を考慮しなければならない．補綴装置が装着された後は，長期にわたって現状を維持するためにセルフケアが非常に重要な役目を果たす．したがって，将来的に歯間ブラシやデンタルフロスなどの使用が困難になることが予測される場合には，固定性補綴装置よりも，可能なかぎり可撤性補綴装置で対応することが望ましいと思われる（図5-9）．

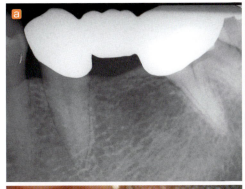
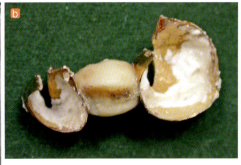
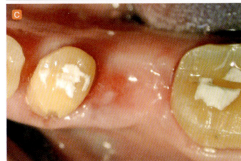

図5-9 ⑤6⑦ブリッジの疼痛を訴える患者
ⓐ エックス線写真
ⓑ 除去されたブリッジ
ⓒ ブリッジ除去後の口腔内
セルフケアを適切に行うことができなければ，ポンティック基底面や両支台歯隣接面部の歯肉や粘膜に炎症が生じるため，ブリッジを再製しても同様の状況が生じてしまう．

● ブリッジ

　補綴装置のオプションとしてブリッジを選択したとしても，セルフケアができないのであれば，その経過は明白であり，支台装置が崩壊して欠損歯を増加させるのみである．そのような場合，保険診療の範囲内では不可能であるが，コーヌステレスコープや磁性アタッチメントを使用したマグノテレスコープなどを適用することにより可撤性ブリッジを製作することが可能となり，清掃が容易となることから支台装置の管理も行いやすい．ただし，患者本人が着脱する必要があるため，着脱が容易なマグノテレスコープのほうが適当と思われる．

● 義歯

　部分床義歯においては，複雑な着脱機構を有するような設計は控え，できるかぎりシンプルな設計とし，患者本人が容易に着脱でき，かつ清掃が容易な補綴装置が望まれる．全部床義歯においては，将来的な顎堤吸収による不適合を修正することなどを考慮すると，できるだけ金属床は避け，レジン床とすることが推奨される．

● インプラント

　インプラント治療においては，ワンピースタイプのアバットメントは避け，ツーピースタイプとすることが望ましい．これは，装着しているインプラント支台ブリッジが，将来使用不可能となった場合でも，オッセオインテグレーションが確立しているインプラント体を撤去する必要がなく，インプラントオーバーデンチャーとして利用できるほか，スリープさせることも可能なためである．撤去のために外科的侵襲が加わることに対する患者のリスクを回避するうえでも重要なことである．

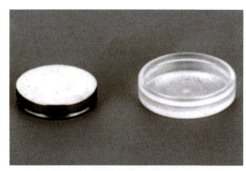

図5-10 ダイレクトボンディング用の磁性アタッチメント用キーパーとキーパー用トレー（鋳造用パターン）

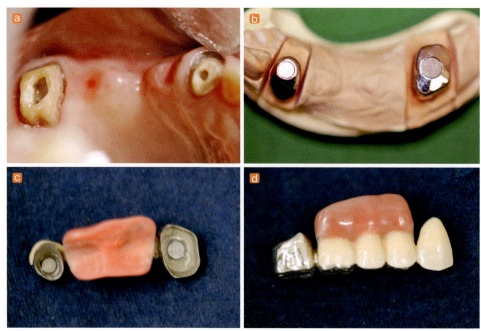

図5-11 キーパーボンディング法を用いた可撤性ブリッジ
a 73｜支台歯形成後の口腔内写真．
b 73｜のマグノテレスコープ内冠．接着性レジンを用いてキーパーをボンディングしている．
c, d 完成した可撤性ブリッジ（c 粘膜面観，d 頰側面観）．磁石構造体も同様に接着性レジンを用いて外冠内面に合着している．

2 使用する材料

　可撤性ブリッジに使用する材料として，磁性アタッチメントがあげられる．磁性アタッチメントのキーパーは，内冠の製作法の違いにより鋳接法とキーパーボンディング法がある．高齢者でMRI撮像を行う機会が多い場合には，キーパーボンディング法が推奨される（**図5-10**）．

3 治療のポイント

　ここでは，キーパーボンディング法を用いた可撤性ブリッジの治療について，症例を提示する（**図5-11**）．

　患者は初診時73歳の男性である．長年にわたり ⑦⑥⑤４③ のブリッジを装着していたが，５｜近心隣接面部に疼痛を自覚したため，当院を受診．エックス線写真撮影の結果，５｜近心部は根尖側1/3までの垂直性骨吸収像を呈しており，その後，数回にわたってフィステル形成を

繰り返したため抜歯となった．欠損形態からAnteやDuchangeの法則に照らしてもブリッジ適応例ではないこと，ブリッジとするためには他の残存歯の削合が必要であることなどを説明したが，患者は現状の形態でのブリッジを希望した．固定性ブリッジを装着しても経過不良が予測されたため，3|および7|の支台歯をマグノテレスコープ冠とした可撤性ブリッジを製作することとした（**図 5-11** a, b）．磁性アタッチメントにはフィジオマグネットおよびダイレクトボンディングキーパー（NEOMX）を用いた．また，654|欠損部の歯槽骨吸収が大きく，ポンティックのみでは歯冠長が長すぎ審美性に劣ること，および残存歯に対する咬合圧負担軽減を目的として義歯床つきのポンティック形態とした．3|はレジン前装冠，654|はレジン前装ポンティック，7|は全部金属冠とした（**図 5-11** c, d）．

　部分床義歯に対して嫌悪感を示す患者は多いが，本症例に装着したタイプの補綴装置は，見た目はブリッジの形態であり，クラスプなどもないことから審美的な満足度は高く，患者側からは受け入れやすいと思われる．また，ポンティック下部に義歯床を付与したことにより，審美性が向上した．さらに負担形式が歯根膜負担形式から歯根膜–粘膜負担形式となったことで，欠損部両端支台歯の負担軽減となった．

　このように，マグノテレスコープ冠を応用した補綴装置は従来から行われている固定性ブリッジと比較して，審美性が良好である，清掃性が優れている，床を付与することにより残存支台歯にかかる圧負担軽減が可能であるなど，非常に多くの利点を有しており，高齢者にとって有用な補綴処置法と考えられる．

（鱒見進一，槙原絵理）

参考文献

1) 前田芳信，池邉一典：その補綴に根拠はあるか ―冠・ブリッジ・義歯・インプラントに対応―．クインテッセンス出版，東京，2014, 10-27.
2) 田中貴信編：新・磁性アタッチメント．医歯薬出版，東京，2016, 102-115.
3) 鱒見進一：磁性アタッチメントの適用症例とその予後．日本歯科評論，74：25-35, 2014.
4) 鱒見進一：磁性アタッチメントの適用は，どのような点に有効か？ 日磁歯誌，22：30-35, 2013.
5) 槙原絵理ほか：ダイレクトボンディングシステムを用いた可撤性ブリッジによる上顎補綴処置．日磁歯誌，17：50-53, 2008.

2 自立高齢者の補綴治療

3―義歯の調整

① 他の年齢層との違い

一般成人の場合

● 部分床義歯

　部分床義歯は，定期的なメインテナンスを行うことが，長期的に良好な結果を生む．補綴装置に関しては，顎堤粘膜との適合性，クラスプなどの維持装置のたわみ，咬合状態をチェックする．残存組織については，粘膜の発赤，潰瘍，支台装置の動揺度をチェックする．セルフケアのチェックとして，口腔内および義歯のプラークコントロールの良否を確認する．

　支台歯が破損し，保存可能で動揺もない場合には，歯冠修復処置を行い，部分床義歯を再製作する．動揺度が大きかったり，歯冠崩壊が著明で歯冠修復処置が困難な場合は，根面板を製作後に部分床義歯を再製作する．この根面板に維持力を負担させるか否かは術者の判断に委ねられる．

● 全部床義歯

　全部床義歯についても定期的なメインテナンスを行うことで，長期的に良好な状態を保てることはいうまでもない．補綴装置に関しては，顎堤粘膜との適合性，咬合状態をチェックする．残存組織については，粘膜の状態をチェックする．セルフケアのチェックとして，デンチャープラークコントロールの良否を確認する．

　顎堤粘膜との適合が不十分な場合には定期的にリラインを行い対処する．床用レジンの劣化が著明な場合には，リベースまたは義歯を再製作する．

自立高齢者の場合

● 部分床義歯

　部分床義歯においては，複雑な着脱機構を有するような設計は控え，できるかぎりシンプルな設計とし，患者本人が容易に着脱でき，かつ清掃しやすい補綴装置が望まれる．

　支台装置が設置されている歯が崩壊して残根となっている場合には，新たな補綴装置が装着されるまでの期間，患者は部分床義歯を装着することが不可能となるため，咀嚼や発音などに影響を及ぼすことになる．このような場合には，磁性アタッチメントを使用することにより，暫間的にかつ短時間で現有の部分床義歯を使用することが可能である．

● 全部床義歯

　全部床義歯においては，リラインの回数も増加することから，できるだけ金属床は避け，レジン床とすることが将来性を考慮するうえでも推奨される．

全部床義歯の製作に際しては，顎堤の高さや幅が十分保たれている場合には，通常の製作で問題ない．上顎の場合は，顎堤吸収がかなり進行している症例でも，辺縁封鎖を確実に行うことにより，その維持・安定は良好であるが，下顎の場合は辺縁封鎖を得ることが困難な場合が多く，特に顎堤吸収が高度で顎堤頂が明瞭でない場合には，床外形線の設計や人工歯排列位置が定まらないために，完成後に種々の調整を行う場合が少なくない．このような症例に遭遇した際に，フレンジテクニックなどでデンチャースペースを採得して義歯製作を行うことにより，人工歯排列が容易となるだけでなく，義歯の維持安定に良好な結果を生むことが可能となる．
　一方，顎堤粘膜が非常に菲薄化し，咬合時に常に疼痛が生じる症例などには軟質裏装材を適用することが推奨される．

❷ 使用する材料

　部分床義歯の支台装置が設置されている歯が残根となっている場合には，残根上にポストキーパー（**図 5-12**）を設置するとともに，部分床義歯に磁石構造体を設置して暫間処置を行う．
　高度な顎堤吸収症例の場合には，ソフトプレートワックス（**図 5-13**）を用いてデンチャースペースを採得する．
　顎堤粘膜が非常に菲薄化し，咬合時に常に疼痛が生じる症例に対しては，ソフリライナータフ（**図 5-14**）などの軟質裏装材を応用する．

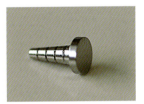

図 5-12　ポストキーパー

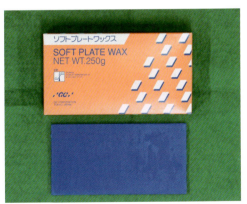

図 5-13　ソフトプレートワックス（ジーシー）

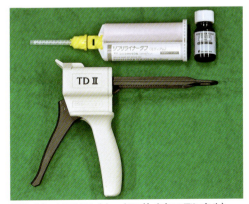

図 5-14　ソフリライナータフ（トクヤマデンタル）

3 治療のポイント

ポストキーパーを用いた暫間的処置

部分床義歯の支台装置が設置されている歯が残根となっており，磁性アタッチメントを用いたオーバーデンチャーとするような場合には，まず，残根に対して根面板の支台歯形成，印象採得を行う．次に即時重合レジンを用いてポストキーパーを残根上に設置する（**図 5-15**）．部分床義歯に対しては，即時重合レジンを用いて歯冠形態を製作し，内面に磁石構造体を設置する（**図 5-16**）．これにより，最終的なキーパー付き根面板を装着するまでの期間，暫間的に咀嚼機能の維持をはかることが可能となる．

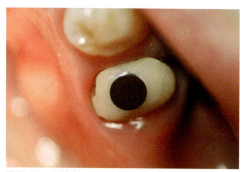

図 5-15　口腔内に設置されたポストキーパー
即時重合レジンを用いて固定している．

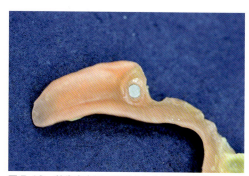

図 5-16　義歯床内面に設置された磁石構造体

ソフトプレートワックスを用いたデンチャースペースの採得

上下顎無歯顎者は上顎前歯の支持が失われているため，適切なデンチャースペースを得るためには上顎6前歯を審美的に排列してリップサポートを確立させる必要がある．また，デンチャースペースの採得時には，嚥下，発音などの機能運動を利用するが，このとき咬合高径を保持しておかなければ，過閉口となり適切な採得が不可能となるため，上顎臼歯部にレジンブロックを，下顎臼歯部にレジンポストを製作し，咬合高径を保持する（**図 5-17**）．

次に下顎咬合床にソフトプレートワックスを築盛し，ウォーターバス中で均等軟化し，下顎咬合床のみを口腔内に挿入して，唾液嚥下を中心にした機能運動を行わせ，レジンポストから上

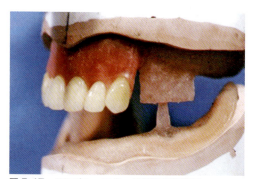

図 5-17　デンチャースペース採得の前準備

に押し出されたワックスを切除する．

　その後，上下咬合床を口腔内に挿入して，嚥下，発音，咀嚼運動を行わせる．チェアサイドで開口や会話を行わせても咬合床が安定していることを確認後，口腔外に取り出し（図5-18），この形態の石膏コアを採得して人工歯排列を行う（図5-19）．

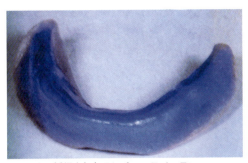

図5-18　採得されたデンチャースペース

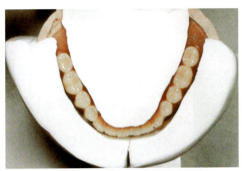

図5-19　石膏コア内に排列された下顎人工歯

軟質裏装材によるリライン

　顎堤粘膜が菲薄化して咬合時に常に疼痛が生じる症例に対しては，義歯床粘膜面を一層削合して軟質裏装材の厚みを確保するとともにレジンの新生面を出して軟質裏装材との接着力を高める（図5-20）．プライマーを塗布後に軟質裏装材を築盛し，印象採得を行う要領で口腔内に挿入する．硬化後，余剰の軟質裏装材をトリミングして完成する（図5-21）．

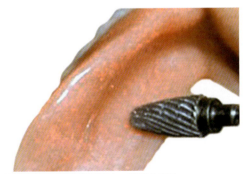

図5-20　義歯床粘膜面を一層削合する

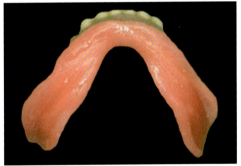

図5-21　軟質裏装材によるリラインが終了した義歯床粘膜面

（槇原絵理，鱒見進一）

参考文献

1) 鱒見進一：実践編12：マグネットオーバーデンチャーの修理．補綴臨床別冊／Denture Repair 部分床義歯・全部床義歯・インプラントオーバーデンチャー（村田比呂司ほか編）．医歯薬出版，東京，2015，125-128．
2) 鱒見進一：デンチャースペースの記録法．無歯顎補綴治療学．第3版（市川哲雄ほか編）．医歯薬出版，東京，2016，157-164．
3) 鱒見進一：咬合を理解する2）デンチャースペース．入門　無歯顎補綴治療（市川哲雄編）．医歯薬出版，東京，2006，34-41．

3 寝たきり高齢者の補綴治療

1—口腔健康管理とブリッジ，インプラントへの対応

1 寝たきり高齢者の特徴

　高齢患者をその特徴，ニーズ分析からプロファイリングしてみると，次の3つのグループに分類することができる．

高齢患者のプロファイリング
グループA　有病率が高い
グループB　通院困難・セルフケア困難
グループC　口から食べることが困難

　この考え方によれば，通院困難となった寝たきり高齢者は，同時にセルフケア困難という条件を有するということになる．この問題は，特定の者に降りかかった災難ではなく，すべての患者にかかわるリスク因子である．わが国における65歳以上の死亡前の平均寝たきり期間は8.5か月，寝たきり者の半数は3年以上の寝たきりである．それらの間，介助によるケア介入が必要になる．

　健康で自立した時期に装着するブリッジやインプラントは，将来のセルフケアが低下した場合を想定しておかなければならない．患者のライフステージの分岐点の先では，残存歯はプラークや歯石の中に埋もれてしまうのである（**図5-22**）．「急に食べなくなった」と相談を受けた認知症患者の舌が，破折したインプラント体により咬傷を起こしていることもある（**図5-23**）．いずれも在宅医療の現場ではめずらしい事例ではない．

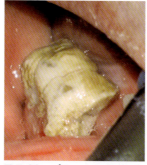

図5-22　プラークや歯石に埋もれた残存歯

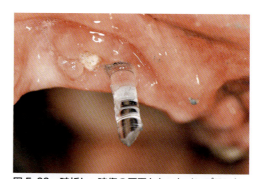

図5-23　破折し，咬傷の原因となったインプラント

「生涯，自分の歯で噛んで健康」とか，「いつまでもおいしく食べて長寿」は幻想に近い理想論であることを認識しなければならない．それだけわが国における超高齢社会は厳しい状況にある．

2 口腔衛生管理と口腔機能管理

自立度が低下した患者，特に要介護高齢者に対し「口腔健康管理」[*1]が重視されるようになった．これは，歯科衛生士が歯ブラシをもって走り回る状況とは違い，管理という業務が求められるようになった，ということである．口腔健康管理には口腔衛生管理と口腔機能管理の2つがある．

口腔衛生管理については，日常的なケアに含まれる口腔衛生すなわちブラッシングや含嗽などはケアワーカーの業務であり，歯科衛生士が指導し管理することで維持されるもの，という考え方になってきている．

口腔機能管理は専門性が一段上となり，歯科衛生士や看護師を中心に「食べる」「話す」ことに対するリハビリテーションに加え，機能低下防止や廃用予防などの面からも対応されるようになってきた．近年では言語聴覚士（ST）の同席も普通になり，歯科との連携が進んできている．

[*1] 口腔健康管理：これは従来「口腔ケア」とよばれていたものである．

3 ケア自立度の低下と対応

ケアの自立度低下は種々の原因で発生する．脳卒中，認知症，神経筋疾患など，それらすべてを予防することは不可能である．しかし，補綴装置は自立してセルフケアが行え，生涯にわたりケアが継続することを前提に設計され装着されている．つまり，要介護状態になった瞬間から，患者は大きなリスクを負うことになるのである．特に大型の補綴装置そしてインプラント補綴に関しては，この問題を避けて通れない．

要介護状態になったらケア介入すればよい，というレベルではすまない状況も発生する．**図5-24**は脳出血の後遺症として高次脳機能障害をもつ患者の口腔内である．本人は「磨いている」「介助は不要である」とケア介入を強く拒否している．しかし，現実は写真のとおりである．**図5-25**は同患者の4年後の口腔内である．セルフケア困難な状況は変わっていない．だが，

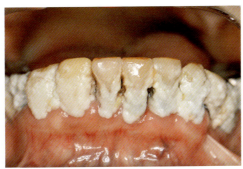

図5-24　高次脳機能障害をもつ患者の口腔内
ケア介入が困難なケース．外来診療では対応困難である．

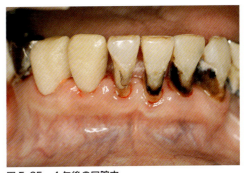

図5-25　4年後の口腔内
歯科衛生士の介入とフッ化物応用により，根面齲蝕は非活動性の状態で保たれている．

歯科衛生士の介入とフッ化物の応用により，発生した根面齲蝕は切削することなく非活動性の状態に制御されている．口腔内環境の制御と同時に歯面も積極的な管理下におくことが求められている．これは，すべての補綴装置に関していえることである．

4 崩壊プロセスの理解

　残存歯および補綴装置の管理は患者本人の責任である，といえない状況が超高齢社会に発生している．そこで最終段階まで進行してしまった状況をプロセスとして理解することで対応策を模索したい．ここでは，ケアの自立度が低下した場合の咬合崩壊のプロセスの一例を紹介する（図5-26～29）．

段階1：口腔衛生状態の悪化

　種々の原因でセルフケアが中断してしまい，プラークコントロールが困難な状況になる（図5-26）．

段階2：根面齲蝕の処置

　根面齲蝕の充填処置を行ったとしても，維持・管理がなければ，その歯を守ることはできない（図5-27, 28）．

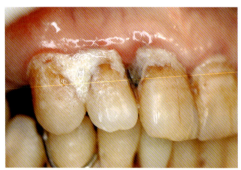

図5-26　口腔衛生状態の悪化

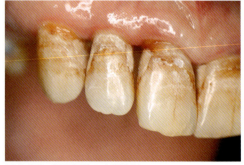

図5-27　根面齲蝕の充填処置

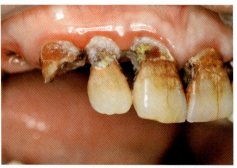

図5-28　根面齲蝕充填後，再度口腔衛生状態が悪化した口腔内

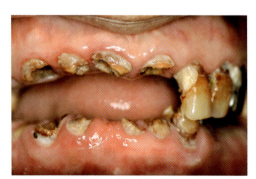

図5-29　残根状態

段階3：歯頸部破折（残根化）

機能歯から歯頸部破折する，というのが残根化のメカニズムである．決してコアごと補綴装置が脱離することが原因なのではない（図5-29）．

上記のような崩壊の典型的プロセスから学べることは，スタートしてしまった崩壊プロセスを制御することは困難である，ということである．

5 他職種との連携

歯科衛生士によるケアは専門的ケアに属するので，日常の口腔衛生の維持は家族や介護職に託される．補綴装置に関しても同様で，日常の管理を依頼することになる．しかし，要介護高齢者の口腔内状況を理解できる介護者は少ない．十分な時間もマンパワーも不足しがちである．したがって，どのように他職種と連携をとり，口腔管理を実施するか，それが在宅歯科医療の1つのハードルである．

管理が容易なように設計したとしても，口腔内に装着された補綴装置が可撤式であるのか，固定式であるのかも介護者には判断がつかない場合がある．「歯が急になくなった」という介護の現場からの相談も軽くみることができない．補綴装置が装着されていたことも，それが可撤性であることすら知る者がない場合さえあるのである．また，補綴装置の誤飲はこれからも大きな問題であり続ける（図5-30）．下顎全部床義歯が咽頭から発見されることは，在宅歯科医療の専門家であれば誰もが経験することである．他職種との連携の仕組みはまだ不十分な状況である．

歯科医師および歯科衛生士が患者の口腔内状況をアセスメントし，ケア方法のプランを提示することが行われているが，複雑な補綴装置の管理は介護者の負担になっている．

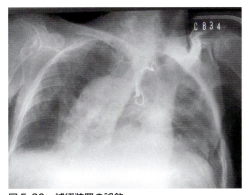

図5-30　補綴装置の誤飲

（菅　武雄）

参考文献

1) 森戸光彦, 山根源之ほか編：老年歯科医学. 医歯薬出版, 東京, 2015.
2) 日本老年歯科医学会編：老年歯科医学用語辞典. 医歯薬出版, 東京, 2016.
3) 菅　武雄：在宅歯科医療まるごとガイド. 永末書店, 京都, 2013.

3 寝たきり高齢者の補綴治療

2—義歯の調整

1 自立高齢者との違い

寝たきり状態が義歯に与える影響

寝たきり状態では，起きて生活している場合とは受ける重力の方向が異なる．そのため，口腔周囲筋の機能低下や体液分布の変化による口腔への影響に留意する必要がある（**図5-31**）．

残根への対応

寝たきり高齢者ではADLの低下に伴い，セルフケアが困難となっている場合が多い．また，服用薬剤の副作用などによって唾液分泌量が低下し，自浄作用が低下している場合もある．これらの理由により，支台歯が根面齲蝕や二次齲蝕によって破折したり，歯周病によって脱落することも多い．

齲蝕により支台歯が破折して残根状態になった場合，全身状態が良好であれば感染根管治療や根面被覆などの治療を行う場合もある．しかし，全身状態が不良で積極的な歯科治療が困難な場合は，フッ化ジアンミン銀を塗布して活動性齲蝕の進行を防いで経過を観察するような対応をしたり，非活動性齲蝕の場合はそのまま残根上の義歯とする場合もある．

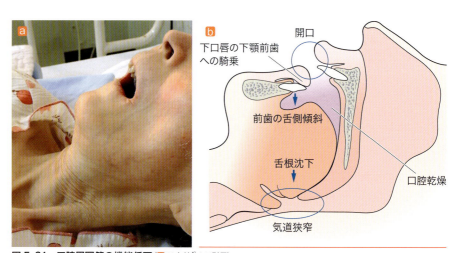

図5-31　口腔周囲筋の機能低下（b は文献[1]より引用）
舌の筋力が低下すると舌根が沈下し，開口状態となっていることも少なくない．舌によるサポートがなくなり，口唇や頬が覆いかぶさることから，全部床義歯では義歯の維持が困難になる．

義歯新製が困難

寝たきり高齢者では歯科治療に対して理解が得られず，また，開口保持や指示に従うことが困難であることも多い．この場合，支台歯形成や印象採得，咬合採得などはむずかしく，義歯新製は困難を極める．旧義歯を所有していれば，義歯修理を行うことでいくつかのステップを省くこともでき，また短期間で咬合を回復することができる場合がある．

口腔機能を邪魔しない義歯，サポートする義歯

寝たきり高齢者は，口腔機能の低下によって咀嚼や咽頭への食塊移送に時間がかかる，嚥下時にむせ込むなどの摂食機能障害を伴うことがある．不適合な義歯を正しい位置に維持するために筋力を使用していては，咀嚼や嚥下に十分な筋力を発揮することができなくなる．したがって，義歯が脱落したり，浮き上がったりしないよう，十分に調整する必要がある．

逆に，障害に合わせた義歯の治療を行うことで，口腔機能をサポートすることができる．たとえば，脳梗塞後遺症などで舌や軟口蓋の動きが悪くなってしまった場合，舌接触補助床や軟口蓋挙上装置などを製作することもある．使用している義歯の口蓋床部分を改修して，上記の装置とする場合もある．

義歯の使用・管理に関する指導

寝たきり高齢者に対する義歯の使用・管理に関する指導は，口腔機能の低下による義歯不適合を防ぐために重要である．口腔機能の低下の程度に合わせて最適な指導を行う必要がある．

たとえば，義歯を所持していなかった摂食機能障害患者に対して全部床義歯を新製した場合，咬合高径が高くなることで舌圧が低下することとなり，かえって咀嚼や嚥下が困難になるかもしれない．その場合は，まず食事時以外に使用してもらい，唾液の空嚥下ができる程度に舌の運動が改善されてから，食事時にも使用してもらうようにするなどの配慮が必要であろう．また，**図5-32，33**にも示すように，義歯は入れているだけで口腔周囲筋の廃用性萎縮を予防す

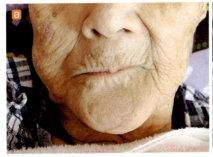 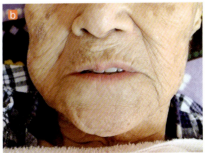

図5-32　廃用性萎縮
ⓐ 義歯を外した状態．咬合高径が低くなるため容易に口唇閉鎖が可能となり，口輪筋などの廃用性萎縮につながる．
ⓑ 義歯装着時の口唇閉鎖が困難な状態．長期間義歯を装着しない状態が続くと，口唇閉鎖関連筋群の廃用性萎縮により，義歯装着時に口唇閉鎖が困難となることがある．
全部床義歯を装着すると咬合高径が高くなるだけでなく，上顎前歯があることによって口唇が前方に押される負荷がかかる．そのため，義歯を装着するだけで常に口唇閉鎖関連筋群が機能する必要が生じ，筋力の維持につながる．

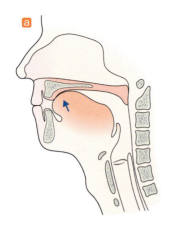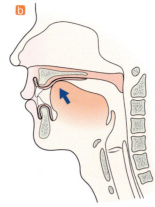

図 5-33 義歯による廃用性萎縮の予防
ⓐ 咬合支持がないと，舌も容易に口蓋に接触可能となるため，長期間この状態が続くと，舌筋の廃用萎縮が生じる．また，咬合支持がないと下顎の安定が得られず，嚥下にとっても非常に不利となる．
ⓑ 義歯を装着して咬合高径を維持し，その状態で会話，咀嚼や嚥下を行うことで，筋力の維持につながる．

る効果がある．このことは，患者やその家族だけでなく，他（多）職種に対しても十分に説明し，理解を得る必要があると考えられる．

　他にも，就寝中に義歯を外していると，かえって下顎の安定が得られず，唾液の不顕性誤嚥が生じる可能性も考えられる．実際にわれわれが行った調査では，歯科医師が調整ならびに管理を行っている義歯を使用している高齢者においては，有意に誤嚥性肺炎発症率が低かったというデータもある．就寝中は義歯を外して水中に保管する，という指導のみでは対応が不十分かもしれない．

❷ 使用する材料

粘膜調整材

　口腔機能の低下により義歯を維持することが困難となると，義歯が動揺して粘膜に傷や潰瘍を形成しやすくなる．粘膜を回復させるために粘膜調整材（**図 5-34**）を使用する場合がある．

裏装材

　リライニングには流動性の高い硬質裏装材が適している．一方，義歯床縁の再設定のための筋圧形成には，粘度が高く，ペースト状のものが適している．トクヤマリベース（**図 5-35**）は混和後，流動性が緩やかに変化していくため，いずれの用途にも使いやすい．

　また，エフディアールペリ（**図 5-36**）は，はじめはティッシュコンディショナーとしての機能があり，数日間の動的機能印象採得後，光重合で硬化させる．口腔機能の低下した寝たきり高

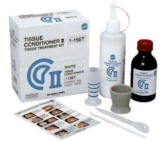

図 5-34 ティッシュコンディショナー（松風）

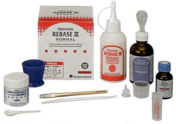

図 5-35 トクヤマリベース®（トクヤマデンタル）

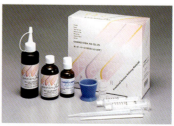

図 5-36 エフディアールペリ（亀水化学工業）

齢者の筋圧形成は困難であるため，このような動的機能印象は有用である．

3 治療のポイント

部分床義歯

● 寝たきりに伴う体液分布の変化による影響

　寝たきり高齢者では，起きている場合と比較して上半身の体液分布が多くなるため，口腔粘膜や歯根膜に浮腫が生じやすく，義歯粘膜面の不適合や支台歯の微小な挺出が生じやすい．部分床義歯では特に後者による義歯の動揺が特徴的である．支台歯の微小な挺出により，支台歯が支点となって義歯がシーソー様に動揺する．支点から離れた位置では義歯の動揺が大きくなるため（図5-37），傷や潰瘍を認めることが多い．支点と接するレストや鉤腕には，部分的に力が加わり続けたことによって生じた金属光沢（シャイニングスポット）がみられることが多い．その場合は，同部をカーボランダムポイントなどで若干研磨し，支台歯の微小な挺出（歯根膜の浮腫の分）を補正すると動揺が落ち着く．傷や潰瘍の原因である義歯の動揺をなくさなければ，単純に同部の義歯床を削合しても，次に支点から離れた他の位置に傷をつくる可能性が高い．

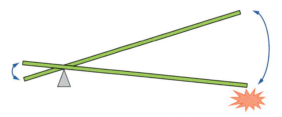

図5-37　支点からの距離と義歯の動揺
支点からの距離が遠い場所では，動きが大きくなる．したがって，傷や潰瘍から遠く離れた場所に，義歯の動揺の原因（口腔粘膜の浮腫や，歯根膜の浮腫による支台歯の微小な挺出など）があると考えられる．

● 支台歯の脱落による影響

　支台歯が脱落ならびに破折した場合，義歯の維持力は低下する．要介護高齢者において，口腔機能の低下による栄養状態悪化は全身状態を急激に悪化させるリスクとなりうることから，早急に対応する必要がある．そのため，支台歯が脱落ならびに破折した部分のクラスプを除去して増歯を行い，その隣接歯などにワイヤークラスプを付与し直すなどの対応を行うこともある．多数歯欠損で，脱落した支台歯以外に義歯の維持力を回復するためのワイヤークラスプを付与できる歯がない場合は，後述する全部床義歯の治療ポイントに準じ，義歯床縁の再設定，義歯床研磨面形態の修正や人工歯排列の修正を行う．

全部床義歯

● 義歯床縁の設定

　全部床義歯の安定を十分に得るためには，可及的に義歯床を拡大し，耐圧面積を増加させることが重要とされている．しかし，寝たきり高齢者では，このような上顎義歯は脱落し，下顎義歯は浮き上がるなどの訴えが絶えない．

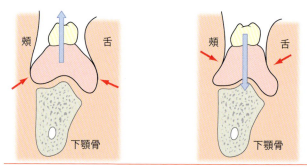

図 5-38 義歯床研磨面形態が義歯の安定に及ぼす影響（文献[2]より改変）
右図のように義歯床研磨面形態が凹型となっている場合，舌や頬が義歯を安定させるベクトルの力を与える．

　特に寝たきり高齢者では，開口状態の症例も多い（図 5-31 [a]）．特にこのような状態では，口蓋，頬，口唇，舌の可動粘膜を床縁が覆っていると，上顎義歯の脱落や下顎義歯の浮き上がりが生じ，装着すらままならないこともある．開口状態でなくとも，口腔周囲筋が弱いと，捕食・咀嚼・嚥下などの機能時に全部床義歯の脱落，浮き上がりが生じて義歯が維持できず，その結果，捕食・咀嚼・嚥下に集中することができなくなる．

　したがって，寝たきり高齢者で口腔機能低下が認められる場合の全部床義歯の床縁は，耐圧面積を拡大して安定を求めるのではなく，機能時の可動粘膜の位置に合わせた設定を行う必要がある．口腔内に義歯を装着し，実際に可動粘膜を動かして義歯の維持を確認するべきである．過長である場合は，可動粘膜を覆っている部分の床縁を不動粘膜との境目が確認できるまで削合し，その後，リベース材などを用いて床縁の再設定を行うとよい．

● 義歯床研磨面形態の修正

　全部床義歯の安定のためには，口唇，頬ならびに舌が接触する義歯床研磨面に凹形態を付与する必要がある．この形態は，接触する組織が常に義歯を正しい位置に維持するベクトルの力を生じさせる（図 5-42）．

● 人工歯排列位置（義歯の審美性と機能性のバランス）

　患者の予後によっては，"終活"としての義歯製作を希望する場合もある．その場合は，自立して生活していた頃の写真などを参考にして審美性を重視した人工歯排列を行う．

　一方で，口腔機能が低下した寝たきり高齢者の義歯は機能性を重視する必要がある．捕食・咀嚼・嚥下に集中できるような人工歯排列が求められる．

　前歯部人工歯が過度に唇側に排列されている場合は，重力や開口状態によって口唇が義歯に乗りかかるため，脱落や浮き上がりが生じやすい．特に，吸着が得られにくい下顎全部床義歯に関してはその影響が顕著である．そのため，少しでも口唇からの圧力が少なくなるように，歯槽頂線（歯槽の頂点を連ねた曲線）に近い位置に排列するべきである．

　また，食物を咀嚼しようとするときは，平衡側の臼歯部人工歯間の咬合接触は失われる．支点（歯槽頂）よりも頬側で咬合接触がある場合，義歯を転覆させるような力がかかることとなり，全部床義歯の脱落や浮き上がりの原因となってしまう．そのため，顎堤頂線に近い位置に臼歯部人工歯を排列し，リンガライズドオクルージョンで咬合すると，上記の理由での義歯の転覆

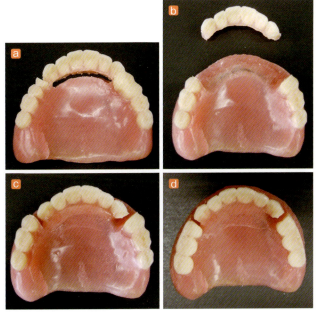

図 5-39　機能性を重視して上顎全部床義歯人工歯排列の修正を行った義歯修理の一例
ⓐ 上顎前歯部を歯頸部付近でフィッシャーバーなどを用いて切り取る．
ⓑ 左右第一小臼歯を削合し，切り取った前歯部を口蓋側に引っ込めるように再付着する．咬合平面から逸脱しないように注意する．
ⓒ 左右臼歯部の頰側を削合し，頰に引っかからないようにする．
ⓓ 左右臼歯部の口蓋側面にレジンを築盛し，人工歯の口蓋側への移動が完了．

を防ぐことができる．つまり，片側性平衡咬合が成立している必要がある．このような人工歯排列では舌房が狭くなってしまうのが欠点とされているが，口腔機能が低下した寝たきり高齢者では舌圧が低下することから，舌房の狭小化は咀嚼・嚥下にとってむしろ利点となると考えられる．

　歯科訪問診療において，機能性を重視し，上記に基づいて上顎全部床義歯の人工歯排列の修正を行った義歯修理の一例を図 5-39 に示す．

（木村貴之）

参考文献

1）舘村　卓：臨床の口腔生理学に基づく摂食・嚥下障害のキュアとケア．医歯薬出版，東京，2009．
2）市川哲雄ほか：無歯顎補綴治療学．第 3 版．医歯薬出版，東京，2016．

第6章 口腔外科治療

1 ライフステージを見据えた高齢者の口腔外科治療

　高齢者における口腔外科治療の対象疾患は，歯および歯周疾患，炎症性疾患，粘膜疾患，顎関節疾患，囊胞性疾患および悪性・良性腫瘍などである．本項では，このような口腔疾患をもつ自立高齢者の口腔外科治療における問題点を全身的視点から示し，次いで要介護への移行を前提とした考え方について解説する．

1 自立高齢者の口腔外科治療における問題点

全身疾患と薬剤服用を背景とした全身的偶発症リスク

　自立高齢者は歩いて外来を受診できる．このため全身状態は良好でリスクは低い，と評価されがちである．この見方は平均的には正しい．しかし，自立しているようにみえるが実際には歩行が困難なほど全身状態は悪く，最新の医療技術の力を借りてようやく歩けるようになっている高齢者も少なくないのである．医療技術の進歩は著しく，ICD（植え込み型除細動器），CRT（心臓再同期療法），補助人工心臓などの高度なデバイスが実用化され，新しい薬剤や画期的な治療方法が次々に可能となっている．その結果，以前なら要介護あるいは死亡していた全身状態の悪い高齢者でも，ADL（日常生活動作）が著しく改善し，歩いて外来を受診できるようになった．この変化は高齢者にとって福音であることは間違いないが，「自立」高齢者のリスクを上昇させる結果ともなっている．同様に「見た目」だけで全身状態を推測するのも危険である．運動機能障害を伴う脳卒中は障害の程度がわかりやすいが，心臓や腎臓のような重要臓器の機能低下はみただけではわからない．「自立高齢者＝歩行可能＝低リスク」という考えは，必ずしも正しくないといえる．

　歯科を受診する自立高齢者の全身疾患で最も多いのは循環器疾患である．自立高齢者の抜歯症例（14,671症例）を対象としたわれわれの調査でも，循環器疾患が最も多く（**図6-1**），その比率は年々上昇していた．また，抜歯で発生した全身的偶発症の半数以上を高血圧性危機が占め，次が不整脈であった．これに心筋虚血発作なども含めると，全身的偶発症の多くを循環器系が占めていた．循環器系偶発症は他疾患に比較して，ただちに対応しないと死の転帰をとるものが少なくない．たとえば心室細動は放置すれば数分で死亡する．一方，若年者の全身的偶発症で最も多い血管迷走神経性失神は，自立高齢者では1％以下であった．自立高齢者の口腔外科処置においては，循環器疾患と循環器系偶発症に特に注意する必要があるといえる．

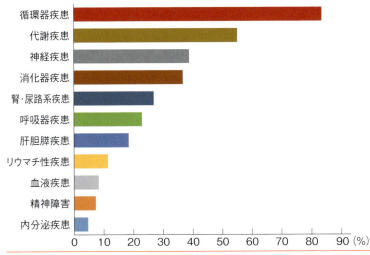

図6-1 全身管理下で抜歯を行った65歳以上の高齢者872名の病歴
全身疾患を有する高齢者を対象とした外来での調査であるため，併存率が通常よりも高いことに注意が必要である．

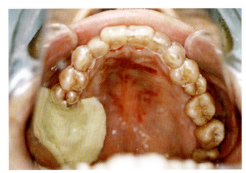

図6-2 ワルファリン服用患者における抜歯後の止血シーネ装着

循環器疾患以外で問題となりやすいのは，糖尿病，慢性腎臓病（CKD）および血液透析（HD）である．糖尿病では医原性の低血糖が重要である．CKDでは腎機能を低下させない薬剤選択が必要となる．また，HDでは循環動態変動にも注意が必要である．

医療安全への社会的要求は厳しくなっている．自立高齢者の口腔外科治療におけるリスクマネジメントは，われわれ歯科医療従事者にとって今後ますます重要になるものと思われる．

服用薬剤による問題

高齢者は多数の薬剤を服用している．口腔外科治療では薬剤による直接作用と，歯科治療で用いる薬剤との相互作用が問題となる．特に問題となるのは，異常出血の原因となる経口抗凝固薬，顎骨壊死のリスクがある（骨転移腫瘍に用いられる）骨吸収抑制薬であろう．経口抗凝固薬の服用患者は年々増加し，DOACs（direct oral anticoagulants）服用患者も増えており，その口腔外科治療ではINR測定（ワルファリンの場合）や厳密な止血手技が必須となる（図6-2）．また，多数の薬剤を服用している自立高齢者では正確な薬剤情報を取得しなければならない．「お薬手帳」など信頼できる情報の確認が必要である．

認知症

認知症は加齢とともに増加する．自立高齢者では重症例は少ないが，一見正常にみえても実は認知症治療薬を服用している患者は少なくない．服薬のアドヒアランス不良，インフォームドコンセントの理解困難，処置後の指示を守らない，などの問題が発生する場合がある．

社会的背景

経済力や家族の有無も無視できない問題である．高齢者間の経済格差は大きくなっており，個々の経済力を考慮した治療計画が必要である．また，独居の高齢者も増加しており，帰宅後

に異常が起きても連絡できない，偶発症発生時に帰宅させられない，食事指導が守れない，などの問題が起きやすい．家族がいても協力的でない場合は同様の問題が発生しうる．

❷ 寝たきりを見据えた自立高齢者の口腔外科治療

　以上に述べた自立高齢者の口腔外科治療における問題を考慮したうえで，寝たきりを見据えて自立高齢者の口腔外科治療を行う必要がある．一口腔単位の治療の一部としての口腔外科処置という観点から，包括的治療計画を立てる必要がある．この計画における望ましいゴールとはどのようなものであろうか．いくつか例をあげてみると，寝たきりになっても良好な経口摂取が可能な状態，歯性病巣感染リスクがない状態，経口抗凝固薬や骨吸収抑制薬服用患者における（追加的な）観血的処置が不要な状態，（在宅でも）容易にメインテナンスできる口腔状態，などが考えられる．

　このようなゴールを実現するための治療計画立案の際に，口腔外科治療という観点から考慮すべき要因は，口腔内状況，全身状態，予測される要介護までの時間，口腔清掃能力とモチベーション，家族の有無と協力度，歯性病巣感染リスク，悪性腫瘍による骨転移リスク，などであろう．たとえば，進行が速い神経難病では要介護までの期間は短く，人工弁置換後あるいは骨吸収抑制薬を使用予定であれば，抜歯などの積極的な口腔外科治療が必要となる．一方，インプラントは寝たきりになり，抜去が必要となった場合にどのように対応するか（できるか），を明確にしたうえで行わなければならない．

　高齢者では口腔および全身状態の個人差が大きく，寝たきり時期などの予測はむずかしい．さらに，短期間で状況が大きく変化する．このため，画一的なゴールや治療計画は適切でないことが多い．患者ごとにゴールを設定し，その状況に応じて必要な追加的対応を行う，というのが現実的な解であろう．

（大渡凡人）

参考文献

1) 大渡凡人：全身的偶発症とリスクマネジメント—高齢者歯科診療のストラテジー—．第1版．医歯薬出版，東京，2012．1-360．
2) 大渡凡人，俣木志朗：全身疾患と歯科治療の最前線—有病高齢者における安全な鎮痛剤の使い方—．東京歯医師会誌，63：189-196，2015．
3) 大渡凡人，俣木志朗：全身疾患と歯科治療の最前線—新しい抗凝固薬（NOACs）服用患者の安全な歯科治療を実現するには—．東京歯医師会誌，63：327-333，2015．
4) 大渡凡人：歯科診療で配慮すべき全身の問題．口から食べるストラテジー—在宅歯科医療の診療方針と実際—．第1版（管武雄ほか編）．デンタルダイヤモンド，東京，2014．28-39．
5) 大渡凡人ら：有病高齢者の観血的歯科処置症例のべ14,671症例に発生した全身的偶発症に関する統計学的検討．日歯麻会誌，44：195，2016．
6) 大渡凡人：高齢者のリスクをマネジメントするリカレント講座．デンタルダイヤモンド，42：23-45，2017．

2 自立高齢者の口腔外科治療

1—抜歯および小手術

1 他の年齢層との違い

　高齢者では予備力（第1章参照）が低下しており，歯科医師が比較的簡単と考える単純な抜歯でも処置後に重篤な局所あるいは全身的な病態を誘発する可能性がある．また，さまざまな基礎疾患により薬剤投与を受けている場合が多く，歯科治療で日常的に使用する薬剤との相互作用や抗凝固状態による術後出血の可能性など，併発症の可能性について注意しておく必要がある．一方，局所的な特徴として，歯冠は脆弱となり崩壊しやすく，歯根は肥大や歯槽骨との癒着がみられ，抜歯操作が困難となることが多い．さらに抜歯後の治癒についても，免疫機能の低下，組織再生力の低下，骨の緻密化など，マイナスとなる要因が多い．

　わが国の65歳以上の高齢者の外来診療の受療率は高血圧性疾患，脊柱障害，悪性新生物，心疾患，脳血管障害の順に高く[1]（**表6-1**），中規模一般病院における処方実態の調査によると，高齢者に頻用される薬剤は降圧薬，高脂血症用薬，抗血栓薬，糖尿病用薬，骨代謝改善薬の順に多かった[2]（**表6-2**）．

2 使用する機材・器材

　まず，バイタルサインのモニタリングができる機器を準備しておくことが最も重要である．骨癒着などにより単根歯の残根抜歯でも粘膜骨膜弁剝離や骨削除を必要とする場合があるため，メス，剝離子，縫合のセットをすぐに準備できる状態にしておく．

3 治療のポイント

　必ず術前に，基礎疾患を治療している担当医に，①基礎疾患のコントロール状況，および②処置を行う際の留意点についての確認を文書で行っておく（**図6-3**）．たとえ単根歯の残根抜歯であっても，骨削除を要するなど，侵襲が予定よりも大きくなる可能性を想定しておくことが重要である．

基礎疾患の担当医への照会状

　図6-3を参考に患者の疾患に合わせて記載をする．要点として，いつ，どのような薬剤（局所麻酔薬など）を投与して，どの程度の侵襲（どのくらいの出血量）の処置を行うかを記載し，周術期に使用する薬剤（術後の抗菌薬使用など）を具体的に明記する．照会の回答は参考意見とし，

表 6-1　高齢者の外来診療の受療率

1	高血圧性疾患
2	脊柱障害
3	悪性新生物
4	心疾患
5	脳血管障害

表 6-2　高齢者に頻用される薬剤

1	降圧薬
2	高脂血症用薬
3	抗血栓薬
4	抗糖尿病薬
5	骨代謝改善薬

患者：○○ ○○
診断：左側下顎第一大臼歯 根尖性歯周炎

平素より大変お世話になり有難うございます。
上記診断のもと、抜歯術を予定している患者です。

○○の既往があり貴院にて加療中と伺いました。
つきましては、①現在の病状と貴院での治療内容、②抗血栓薬使用の有無、③抜歯時における貴科的な注意事項などございましたらご教授いただければ幸いに存じます。

なお、抜歯処置に際しては歯科用2％キシロカイン（1/8万エピネフリン添加）を歯肉に約2cc程度局注して行います。

手術時間はおよそ○分程度、出血量も少量と考えられ、抗凝固薬、抗血小板薬継続下で処置可能と考えております。
また、抜歯後は創部感染予防目的にセフェム系経口抗菌薬（○○○○：品名）を3日間、疼痛時にNSAIDs（○○○○：品名）を投与する予定です。

お忙しいところ恐縮ですが、宜しくお願い申し上げます。

図 6-3　担当医への照会状の一例

口腔病変の治療については最終的には歯科医師が責任をもって治療方針を決定する．

頻用される薬剤の内服患者における一般的な留意点について

①降圧薬

処置当日に内服が守られているかを確認する．処置前に血圧を測定する．精神的ストレスの軽減をはかり，患者がリラックスできるよう配慮して血圧上昇を抑える．

②高脂血症用薬

一部の薬剤とマクロライド系抗菌薬やアゾール系抗真菌薬との相互作用で横紋筋融解症を発症しやすいため注意が必要である．

③抗血栓薬

特別の事情がないかぎり，抗血栓療法を継続して処置を行う[3]．多数歯の抜歯を計画する場合は容易な歯から始めて，止血に問題がないことを確認しながら，ブロック別に数回に分けて行うなどの配慮が必要である．処置時は圧迫や縫合による止血処置を確実に行い，止血確認を十分に行った後，処置を終了する．

④糖尿病薬

一般に創部感染リスクが高いため，術前からの抗菌薬投与により予防をはかる．また，低血糖発作は中枢神経障害をきたす危険があるため特に留意しなければならない．空腹時に処置を行うことにならないよう時間を調整したうえで，処置当日には食事の摂取と服薬が守られているかを確認する．

⑤骨吸収抑制薬

骨吸収抑制薬（ARA：anti resorptive agents）は主に骨粗鬆症患者や悪性腫瘍の骨転移患者などに投与され，なかでもビスフォスフォネート（BP）製剤と抗RANKLモノクローナル抗体（デノスマブ）は投与により顎骨壊死（ARONJ：anti resorptive agents-related osteonecrosis of the jaw）を生じる可能性があり，侵襲的歯科治療がリスク因子になると考えられている．ARA

の投与患者は今後も増える可能性が高く，歯科医師はARONJの発症と治療に関する情報を常に更新しておく必要がある．わが国では日本骨代謝学会が中心となり，ポジションペーパーが公開されている[4]．ポジションペーパー2016では侵襲的歯科治療前のBP休薬について，「積極的に支持する根拠に欠ける」ことを強調している記載がみられる．しかし，米国口腔外科学会では「骨粗鬆症患者でBP治療が4年以上にわたる場合，あるいはARONJのリスク因子を有する患者に侵襲的歯科治療を行う場合には，骨折リスクを含めた全身状態が許容すれば2か月前後のARA休薬について主治医と協議，検討することを提唱している」との記載がある．日本口腔外科学会もこれに賛同している旨の記載がみられることから，ARAの休薬と再開については，個々の患者について医科と歯科で十分な協議と検討を行い，十分なインフォームドコンセントを得たうえで治療に臨むべきである．

処置時の対応

①局所麻酔

高齢者は若年者と比較して交感神経が副交感神経に対して相対的に優位であることから，交感神経の緊張を惹起する浸潤麻酔の刺激は，心拍数増加や血圧上昇を起こしやすいと考えられる．各種鎮静法，表面麻酔の併用や緩徐な注入といった無痛的な麻酔を行うよう配慮する．

②抜歯操作

歯冠は脆く，破折や崩壊が起きやすい．また，歯根は歯根膜腔の狭窄や歯槽骨との癒着により脱臼しにくい．抜歯の際には，過剰な力で歯を破折させないように注意し，脱臼しにくい場合には，歯肉切開して粘膜骨膜を剝離し，歯根周囲の骨削除を行い，溝を形成する．形成した溝に，根尖方向へ向けてヘーベルを挿入し，根面全体へ力をかけるイメージで脱臼を試みる．脱臼が困難な場合には，さらに根尖方向へ向けて周囲骨の削除を行い，ヘーベルを挿入する操作を繰り返す．複根歯の場合は，歯冠とともに歯軸方向で歯根分割して抜歯を行う．

③止血

局所止血材の使用や縫合を検討し，確実な止血を行う．抗凝固薬投与患者では術前に止血シートを製作することが望ましい．

（吉岡　泉，大澤賢次）

参考文献

1) 厚生労働省：高齢社会白書 平成28年版.
2) 野本慎一，中西由佳：中規模一般病院における後期高齢者に対する処方実態. 日老医誌, 48：276-281, 2011.
3) 日本有病者歯科医療学会, 日本口腔外科学会, 日本老年歯科医学会編：科学的根拠に基づく抗血栓療法患者の抜歯に関するガイドライン＜2010年版＞. 学術社, 東京, 2010.
4) 日本骨代謝学会, 日本骨粗鬆症学会, 日本歯科放射線学会, 日本歯周病学会, 日本口腔外科学会, 日本臨床口腔病理学会：骨吸収抑制薬関連顎骨壊死の病態と管理：顎骨壊死検討委員会ポジションペーパー 2016.

2―粘膜疾患および炎症性疾患

1 他の年齢層との違い

　高齢者では加齢や内服している薬剤の副作用などにより，唾液分泌量の低下し，自浄作用の低下，食事の質・量の低下，舌運動の減少が起こる．舌背に加わる機械的刺激が少なくなると，舌乳頭が伸長し舌苔が付着しやすく除去しにくい状態となり，カンジダが繁殖しやすい環境となっている．さらに免疫力の低下や，抗菌薬の使用による菌交代現象などが加わると，口腔カンジダ症が発症すると考えられる．

　また，口腔がんの発症率は年齢が上がるごとに増加し，近年では高齢化により発生頻度が増加している[1]ため，粘膜の炎症所見を過小評価せず，悪性腫瘍の可能性を考慮することが重要である．

2 使用する器材

　カンジダディテクター（**図6-4**）

3 治療のポイント

　臨床的に口腔カンジダ症は次の3つに分類される．

①**急性偽膜性カンジダ症**

　口腔粘膜表面に白色の偽膜を形成し，拭って除去すると発赤した粘膜面が現れるもの（**図6-5**）．

②**慢性肥厚性カンジダ症**

　粘膜の肥厚や角化亢進，隆起性病変を生じたもので，他の白色病変（白板症，口腔扁平苔癬，円板状エリテマトーデスなど）との鑑別が困難な場合がある（**図6-6**）．

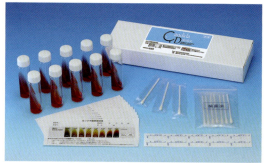

図6-4　カンジダディテクター（亀水化学工業）

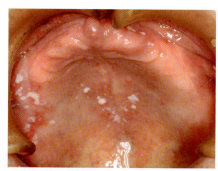

図6-5　急性偽膜性カンジダ症

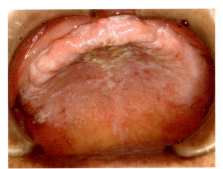
図6-6　慢性肥厚性カンジダ症

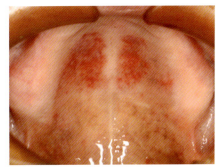
図6-7　萎縮性（紅斑性）カンジダ症

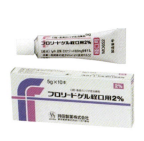
図6-8　アゾール系抗真菌薬

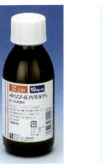
図6-9　ポリエン系抗真菌薬

③萎縮性（紅斑性）カンジダ症

口腔粘膜表面における発赤を特徴とするもので，義歯床下粘膜に生じることも多い（図6-7）．

口腔内の疼痛があり，カンジダを疑う際にはスワブ法にて口腔粘膜を擦過し，カンジダディテクターにて培養する．培養陽性であった場合には，抗真菌薬を使用し，症状の改善をはかる．わが国で口腔カンジダ症に対して頻用される抗真菌薬は，アゾール系（ミコナゾールゲル，イトラコナゾール内用液）（図6-8）やポリエン系（アムホテリシンBシロップ）（図6-9）がある．投与の際には副作用や併用禁忌の薬剤があるため，患者の既往歴や現在投与中の薬剤について十分確認する．代表的な例として，ミコナゾール，イトラコナゾールとカルシウム拮抗薬（降圧薬）のアゼルニジピンやニソルジピンあるいは高コレステロール血症治療薬のシンバスタチンは併用禁忌である．

また，口腔がんを含む他の口腔粘膜疾患には，口腔カンジダ症が重複して複雑な臨床像を示す場合があるため注意が必要である．臨床所見で診断がむずかしい症例，難治例，白板症や紅板症といった病変が疑われる場合には，できるかぎり早く，専門医のいる高次医療機関に紹介を行うことが重要である．

（吉岡　泉，大澤賢次）

参考文献

1）日本口腔腫瘍学会 口腔癌治療ガイドライン改訂委員会，日本口腔外科学会 口腔癌診療ガイドライン策定委員会 合同委員編：科学的根拠に基づく口腔癌診療ガイドライン2013年版．第2版．金原出版，東京，2013．

3 — 顎関節脱臼

1 他の年齢層との違い

　高齢者では顎関節脱臼が頻繁にみられる．習慣性顎関節脱臼は過開口などによって，関節包や靱帯の伸展や外側翼突筋円板付着部の損傷などが生じ，関節包が緩んで脱臼が習慣的となった病態である．不適合な義歯や臼歯部欠損の放置，顎関節の平坦化が関与している場合もある．整復は比較的容易であり，患者が自己整復することも多い．陳旧性脱臼は，脱臼後放置され，数週間が経過して関節部に二次的な器質的変化を生じて徒手整復が困難となった状態で，自立高齢者ではまれである．

2 使用する材料

　ガーゼ（無歯顎患者），包帯

3 治療のポイント

　顎関節脱臼は大部分が前方脱臼である．整復法には非観血的方法と観血的方法とがあるが，ここでは非観血的方法についてのみ述べる．術者が患者の前方から整復するヒポクラテス（Hippocrates）法（**図6-10**）と後方から整復するボルヘルス（Borchers）法とがある．術者が前方に立ち，介助者が後方から患者の体を支えて行うほうが高齢者の負担が少ないと考えられる．実際の方法では，①患者に顎の力を抜くよう指示し，②下顎を下方に牽引，回転させる．下顎頭が関節結節を越えると，下顎頭が関節窩に引き込まれるような感覚があり整復できる．無歯顎患者の場合は，下顎を把持することが困難なため術者の指にガーゼを巻いて顎堤を把持する．力まかせに行うことで歯肉などの軟組織を損傷しないよう留意する．数回試みても整復が困難な場合には，偶発症の発生や患者の疲労を避けるため他の術者と交代するか専門医に紹介する．

　整復後は数週間の間，あくびや食事で大きく開口しないよう指導し，包帯による開口制限を行う（**図6-11**）．

（吉岡　泉，大澤賢次）

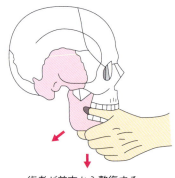

術者が前方から整復する

図6-10　ヒポクラテス法

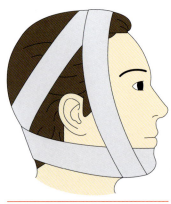

図6-11　包帯による開口制限

3 寝たきり高齢者の口腔外科治療

1―抜歯および小手術

1 在宅抜歯を困難にする理由

　脳梗塞など多くの全身疾患に加えて，認知症が進行し要介護状態となり，十分な口腔衛生管理が実施されないと，8020達成患者のようにせっかく維持してきた多くの歯が感染源として逆にリスクとなる（**図6-12**）.

　在宅においては，要介護者本人が自覚症状を訴えない，あるいは訴えられない場合が多く，要抜歯の残根歯が多数放置されている．家族や介護者も抜歯の必要性は歯科医師から説明を受けなければわからない．食欲が低下している場合，全身状態の悪化，歯性感染症や摂食嚥下障害を見逃さないことが重要であるが，義歯さえ入れれば食事が食べられるようになると思っている場合，家族は一刻も早い義歯の製作を希望する．家族の要望だけに目がいくと，歯科医師の立場でも，感染源となる残根が多く存在していても，症状を訴えていないためリスクのある抜歯をあえて行わず，家族の要望どおり早く残根上義歯をつくることを優先するであろう．長期経過をたどり，症状が出るときは義歯床下の顎骨炎（**図6-13**）や蜂窩織炎などの重症感染症（**図6-14**）として発症する．

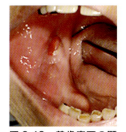

図6-13　義歯床下の顎骨炎（85歳女性）

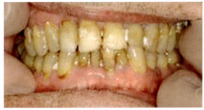

図6-12　歯が28本残存する寝たきり高齢者（80歳男性）
誤嚥性肺炎，アルツハイマー型認知症，心気症で希死念慮があり，気管支拡張症，慢性腎不全，心不全，脳梗塞，閉塞性動脈硬化症，高血圧を併発している．

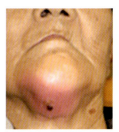

図6-14　蜂窩織炎（82歳女性）

2 使用する器材

　観血処置時にバイタルサインをチェックするため，パルスオキシメーター，血圧計，体温計，聴診器は必携である（**図6-15**）.

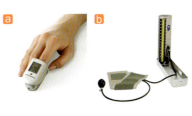
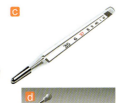

図6-15　ⓐパルスオキシメーター，ⓑ血圧計，ⓒ体温計，ⓓ聴診器

3 治療のポイント

医療情報の収集

全身疾患や認知症などにより，術前に本人に対する医療面接が困難な場合は病態把握が困難となるため，往診医の診療録，介護記録だけでなく家族を含めた多職種からの情報収集が必要になる．摂食嚥下機能なども含めた栄養状態の評価は予後にも影響するため，地域の栄養サポートチーム（NST：nutrition support team）ともいえる，在宅における多職種による食事の観察（ミールラウンド）に参加して情報を収集するなど，治療とケアをつなげることが望ましい[1]．

他覚的所見として，観血処置を行う場合は，必ず術前，術中，術後にバイタルサインをチェックする．

処置に関しては，開口せず，うがいや抜歯後の圧迫止血ができない場合もあり，十分な止血方法など緊急時の対応をあらかじめ検討しておく必要がある．簡単な抜歯であっても，寝たきりで独居の場合は，在宅での処置を避けて病診連携による入院下での処置も選択肢となる．

寝たきり高齢者と薬剤

わが国においては高齢者の神経症に対して抗精神病薬が多剤併用で大量に処方されている．

多剤併用される各抗精神病薬はムスカリン受容体と結合することで心拍数上昇につながることから，心臓突然死の相対リスクの上昇と関連する．統合失調症患者の死因は心血管疾患の割合が高いといわれている[2]．また，抗精神病薬は薬剤相互作用の結果として血圧低下が起こるためアドレナリンとの併用は禁忌であり，観血処置のときの麻酔薬の選択には十分注意が必要である．

術後の鎮痛薬選択では，NSAIDs の使用は重大な出血と血栓塞栓症のリスク増加に関係し，短期間の投与も出血リスクと関連するため，臨床医は心房細動患者への使用に注意を払う必要がある[3]．ワルファリンなど抗凝固薬を服用している場合は，鎮痛薬として NSAIDs ではなくアセトアミノフェンを処方する．

寝たきり患者の専門的口腔衛生管理

現在の保険診療においては周術期の口腔管理として緩和ケアの患者に歯科衛生士による専門的口腔衛生処置が実施できるが，がんに限らず脳梗塞などで寝たきりの患者に対しても経口摂取が可能であれば術前に残根周囲のプラークを除去しておき（**図 6-16**），義歯製作の前に感染源の除去として積極的に残根を抜歯しておく．

複数の障害と認知症の両方の問題を抱えている寝たきり患者の口腔外科処置を行うときの術前評価として，それぞれの疾患がそのプロセスの中でどの位置にあるのかを把握しておくことが重要である．特に理解しておかなければならないことは終末期の

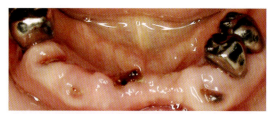

図 6-16　残根状態の歯（92 歳女性）
高血圧，高脂血症，狭心症，陳旧性脳梗塞を併発している．

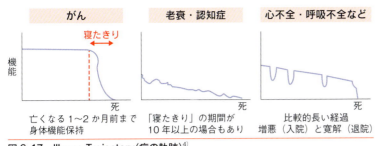
図6-17　Illness Trajectory（病の軌跡）[4]

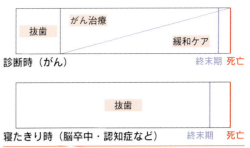
図6-18　がん患者と非がん患者の抜歯のタイミング

問題である．がんの場合であれば「寝たきり＝終末期」であり，観血的な処置は基本的に行わない．一方，老衰・認知症，心不全・呼吸不全などの場合は「寝たきり≠終末期」であり，終末期でないかぎりQOLを維持するために必要であれば積極的に抜歯を行う（**図6-17，18**）．また，心不全・呼吸不全などの場合は，増悪と寛解を繰り返して機能が低下していくので全身疾患の病態に十分留意する必要がある．

在宅緩和ケア

在宅緩和ケアの1例を**図6-19**に示す．顎下腺悪性腫瘍の87歳の男性患者で，脳梗塞，肺線維症，認知症があり，放射線治療，化学療法だけでなく気管切開など将来予測される侵襲的な延命処置も希望していなかった．地域の病院歯科口腔外科や医科と連携し，腫瘍内の歯が自然脱落するまで口腔健康管理や摂食機能療法を中心に在宅緩和ケアを実施した（**図6-19**）．終末期の特に臨死期においては家族が気道閉塞の状態を最後まで見届けることが負担となり，地域の病院で対応し訪問歯科医師も看取りに参加した[5]．このように寝たきりの原因疾患に加えてがんの緩和治療を行っているような場合，積極的な観血処置は困難な場合が多い．

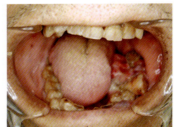
図6-19　在宅緩和ケア（87歳男性）

（品川　隆）

参考文献

1）品川　隆：歯科医師も栄養サポートチームのメンバーに！ザ・クインテッセンス，35：41，2016．
2）Ifteni P et al：Sudden unexpected death in schizophrenia：autopsy findings in psychiatric inpatients. *Schizophr Res*, 28：15-19, 2014.
3）Morten Lamberts et al：Relation of Nonsteroidal Anti-inflammatory Drugs to Serious Bleeding and Thromboembolism Risk in Patients With Atrial Fibrillation Receiving Antithrombotic Therapy：A Nationwide Cohort Study. *Ann Intern Med*, 161：690-698, 2014.
4）Lynn J et al：Living well at the end of life：Adapting health care to serious chronic illness in old age. Rand Health White Paper WP-137, 2003.
5）石川茂樹，品川　隆：高齢終末期口腔がん患者に対する緩和ケアの地域医療連携モデル．老年歯医，26：31-35，2011．

3 寝たきり高齢者の口腔外科治療

2―粘膜疾患

1 外傷性の粘膜疾患

寝たきり高齢者の場合，放置された孤立歯が歯槽粘膜や口唇粘膜を噛みこんでいたり（**図6-20**），治療されていない破折歯の鋭縁による舌のびらん（**図6-21**）が形成されるなど，口腔内の病変が未処置で放置され，物理的な原因により粘膜疾患を引き起こしている場合があり，抜歯などの対処が必要となる．

2 深在性真菌症

一般的な点状の白斑ではない紅斑性のカンジダは深在性で難治性の場合が多い（**図6-22**）．また，カンジダの他に深在性真菌症を引き起こすトリコスポロンは自然界に広く分布し，ときにヒトの咽頭や皮膚からも分離される酵母性真菌である．カンジダより病原性は弱いと考えられているが，ひとたび発症するとカンジダよりも予後は悪い．在宅で口腔健康管理が行われていなかった廃用症候群の患者が，低カリウム血症，ビタミン栄養不足による代謝性脳炎で入院後4日目に死亡した．検査の結果，血培トリコスポロン陽性であった（**図6-23**）．したがって，寝たきり高齢者では義歯の清掃や日常的な口腔健康管理が重要である．

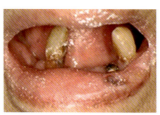
図6-20 外傷性の粘膜疾患（83歳女性）

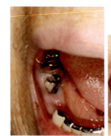
図6-21 舌のびらん（92歳女性）

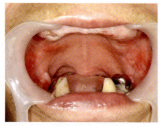
図6-22 萎縮性（紅斑性）カンジダ症（90歳男性）

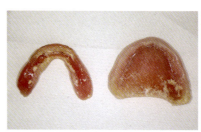
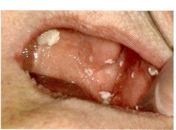
図6-23 トリコスポロン症（94歳女性）

（品川　隆）

3 — 顎関節脱臼

1 自立高齢者との違い

　脳血管障害，てんかん，精神疾患，パーキンソン病，認知症などに多くみられ，向精神薬によるオーラルディスキネジアなどの錐体外路症状による咀嚼筋の協調不全や，廃用症候群による筋拘縮が原因となることが多い．

2 治療のポイント

　習慣性の場合も多く，整復後固定に用いる既製のチンキャップやバンテージでは褥瘡を形成することが多い．何回も巻き直せる弾性包帯（**図 6-24**）を使用すると調整が可能である．

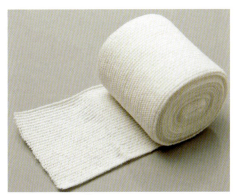

図 6-24　弾性包帯

（品川　隆）

第7章 摂食嚥下リハビリテーション

1 摂食嚥下とは

1 超高齢社会で注目される摂食嚥下リハビリテーション

　食べることは，ヒトにとって，生命維持機能の1つというだけでなく，根源的な喜びでもあり，人生の中で最後まで残る楽しみである．摂食嚥下障害が重篤化すると，その食の楽しみが奪われてしまう．摂食嚥下障害者の安全で楽しい食をサポートするのが，摂食嚥下リハビリテーションである．

　超高齢社会を迎え，食べる機能が低下した高齢者が今後ますます増加してくることが予想される．摂食嚥下機能は，加齢に伴う筋力低下などにより徐々に衰えていく．多障害，多疾患を有する高齢者では，さらに全身状態の低下とともに摂食嚥下機能が障害される．自立高齢者の摂食嚥下機能を保つために，また，要介護高齢者の食の楽しみを維持，向上させるためにも摂食嚥下リハビリテーションの必要性が注目されてきている．

2 摂食嚥下の解剖

　口腔，咽頭の矢状断図を **図7-1** に示す．咽頭腔は，軟口蓋，舌根，咽頭壁などを形成する筋

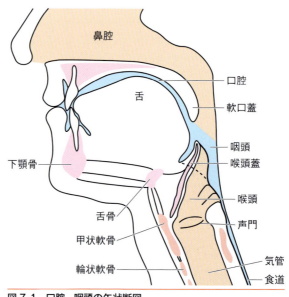

図7-1　口腔，咽頭の矢状断図

肉で構成されるチューブ状の構造物であり，咀嚼，嚥下，呼吸，発声などそれぞれの目的のために，その形態を大きく変化させる．成人の咽頭腔では，鼻腔から気管へと続く「気道」と口腔から食道へと続く「食物路」が交差している．これは，ヒトの喉頭が，口腔に対して相対的に下方に位置しているためである．咽頭腔は，安静時には鼻腔や口腔から気管，肺へと続く上気道の一部として機能している．しかし，嚥下時には，咽頭腔は食物の通り道になるために，下気道の入口である喉頭が閉鎖することで誤嚥を防いでいる．この気道防御機構は，嚥下中枢と呼吸中枢の協調により保たれているが，両者の関係がなんらかの要因で壊れると，誤嚥という結果を招くことになる．

高齢者では，加齢や疾患などの影響から頭蓋に対する喉頭の位置が低下する[1-3]．喉頭の位置が低下することに加えて，筋力低下などから喉頭挙上量が低下すると，嚥下時の気道防御が弱くなり，誤嚥のリスクが高まる結果となる．

3 摂食嚥下の生理

液体を飲むときと固形物を咀嚼して食べるときには，捕食してから嚥下までのプロセスが異なる．液体を嚥下するときには，いったん口腔内で液体が保持されてから嚥下される．一方で，食物を咀嚼して嚥下するときには，咀嚼された食べ物は，嚥下が開始される前に咽頭へ送り込まれ，それから嚥下される．そのため，液体嚥下と咀嚼嚥下それぞれの動態は，4期モデルとプロセスモデルという別々の生理学的モデルで説明される（**図 7-2**）[4]．

また，臨床で用いられるモデルとして，生理学的モデルに捕食までの段階（先行期）を加えた5期モデルがある[5]．5期モデルでは，元々あった4期モデルに捕食までの先行期（anticipatory stage）を加え，摂食嚥下のステージを先行期，準備期，口腔期，咽頭期，食道期の5期に区分して説明している．本項では，臨床モデルである5期モデルに準じて摂食嚥下のプロセスを説明する．

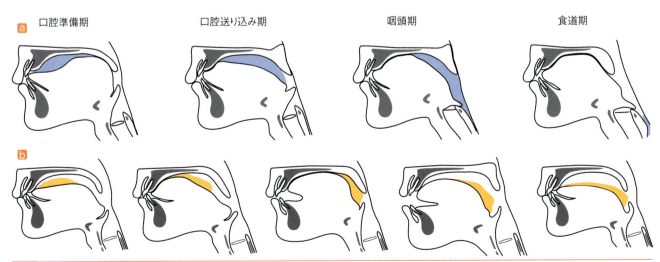

図 7-2 液体嚥下と咀嚼嚥下の模式図
ⓐ 液体嚥下では，口腔内で液体を保持してから嚥下する．
ⓑ 咀嚼嚥下では，咀嚼した食物を舌背上にのせ，嚥下前に咽頭へと送り込み，中咽頭で食塊形成する（stage II transport）．

先行期では，食物を口に入れる前に，その食物を目でみて，鼻でにおいをかぎ，食具で口へと運んでいく動作までが含まれる．

　準備期とは，捕食した食物を嚥下しやすいように食塊形成し，嚥下が始まるまでのステージである．液体嚥下と咀嚼嚥下では，この準備期の動態がまったく異なる．液体を嚥下するときには，液体を口に取り込んだ後に嚥下するまで口腔内で保持する（図7-2 a）．トロミ調整剤で粘性を高めた液体やペースト状の食物を一口嚥下するときも，上記の口腔内保持に準じる．一方で，固形物を咀嚼するときには，咀嚼した食物を唾液と混ぜて食塊としたうえで，舌背上にのせ，中咽頭へと送り込む．咽頭へと送り込まれた食物は，嚥下まで中咽頭や喉頭蓋谷で食塊形成される．この送り込みは stage II transport とよばれる（図7-2 b）．

　口腔期は，保持した食塊を舌が後方へと送り込むところから開始される．舌は，食塊を舌背上にのせ，前方部から徐々に口蓋へと接するように挙上することで，食塊を後方へと送り込んでいく．咀嚼嚥下では，嚥下前に咽頭に送り込まれていた食塊とともに，口腔の食物が嚥下される．

　咽頭期では，咽頭に送り込まれた食物を食道へと送り込んでいく．咽頭期は，随意下の運動であり，口腔，舌，咽頭，喉頭の数十の神経，筋の連続した複雑な活動で成り立つ．嚥下の咽頭期の各器官の動きやタイミングなどは，咀嚼嚥下でも液体嚥下でも基本的に同じである．

　食道に送り込まれた食塊は，食道蠕動により胃へと送り込まれる．安静時の食道の入口と出口は，胃の内容物の逆流やそれに伴う誤嚥を防ぐために，上下の食道括約筋が緊張し閉鎖している．括約筋は，嚥下のタイミングに合わせて開大することで，食物を胃へと運んでいる．

（松尾浩一郎）

参考文献

1) Tallgren A and Solow B：Hyoid bone position, facial morphology and head posture in adults. *Eur J Orthod*, 9：1-8, 1987.
2) Logemann JA et al.：Temporal and biomechanical characteristics of oropharyngeal swallow in younger and older men. *J Speech Lang Hear Res*, 43：1264-1274, 2000.
3) 古川浩三：嚥下における喉頭運動のX線学的解析 特に年齢変化について．日耳鼻会報，87：169-181, 1984.
4) Matsuo K and Palmer JB：Anatomy and physiology of feeding and swallowing：normal and abnormal. *Phys Med Rehabil Clin N Am*, 19：691-707, 2008.
5) Leopold NA and Kagel MC：Dysphagia--ingestion or deglutition?：a proposed paradigm. *Dysphagia* 12：202-206, 1997.

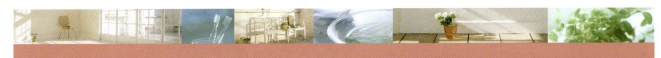

2 ライフステージを見据えた高齢者の摂食嚥下リハビリテーション

1 自立高齢者と寝たきり高齢者の摂食嚥下障害

摂食嚥下障害については，自立高齢者でも「うまく飲み込めない」高齢者もいれば，寝たきり高齢者でも，介助さえあれば「うまく飲み込める」高齢者もいるために，「自立」と「寝たきり」で画一的な線を引くことはむずかしい．そのため，症状をしっかりと評価し，摂食嚥下障害を引き起こした原因を明確にしたところで，対応を考えることが重要である．

なお，本項では便宜上「自立高齢者」は簡単な指示に従えるもの，「寝たきり高齢者」は簡単な指示が理解できないものと分類し解説する．

2 寝たきりになることを見据えた自立高齢者の歯科的治療はどうあるべきか？

自立高齢者と比較して，寝たきり高齢者では全身の筋力はもちろんのこと嚥下に関連する口腔や咽頭の筋力も低下する（**図7-3**）．逆に，滑舌低下，食べこぼし，わずかなむせ，噛めない食品が増える，口の乾燥などの些細な口腔機能の低下から始まる「オーラルフレイル」も「フレイル」と関連が強いといわれている．「オーラルフレイル」は健康と機能障害の中間にあり，可逆的であることから，早めに気づき適切な対応を行うことが重要である[1,2]（**図7-4**）．

介護保険の改正により，介護予防・日常生活支援総合事業の一般介護予防事業において，すべての高齢者を対象として各市町村で運動教室，健康教室などが開催されているので，それらへの参加を促すことなどは効果的である．

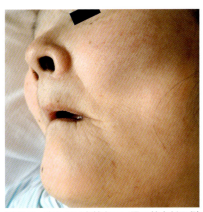

図7-3 寝たきり高齢者の口唇の筋力低下例

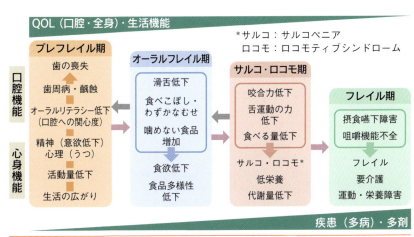

図7-4 オーラルフレイル概念図案：食/歯科口腔からみた虚弱型フロー[2]

口腔・咽頭領域では，「嚥下体操」や「健口体操」とよばれる体操が考案されている（**図7-5**）．日本歯科医師会をはじめ各歯科医師会や各歯科衛生士会のホームページなどに掲載されているので参照し，病前から習慣化を促進する．

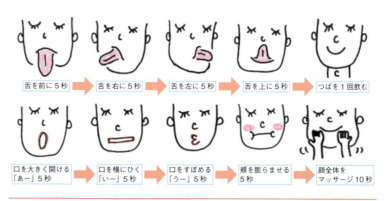

図7-5　健口体操の一例

嚥下時には，下顎位が安定することにより嚥下運動が円滑化される．そのため，可及的に補綴治療などを行い，咬合は回復している状態がよい．

③ 寝たきりになることが予測される場合に摂食嚥下リハビリテーションでやっておくべきこと

前述のように，自立高齢者でも摂食嚥下障害を有している場合もあることから，摂食嚥下障害の症状の有無により区別する必要がある．また，全身的な栄養状態が悪ければ，摂食嚥下障害から誤嚥性肺炎をきたしやすくなることから，適切な栄養管理も重要である．病前から摂食嚥下障害を有したときを想定し，摂食嚥下と栄養に関する医療資源について，「摂食嚥下関連医療資源マップ」のホームページ[3]などから，本人または家族が情報を得ておくことも将来的に有用である．

自立高齢者への摂食嚥下リハビリテーションの実際に関する詳細は，次章を参照されたい．

④ 現状の問題点

脳血管障害後遺症として，「麻痺のために杖をつかないと歩けない」，「車椅子でしか移動できない」，「寝たきりになる」といったイメージはバリアフリー化の広がりとともに抱きやすくなっている．しかし，「飲み込めない」「食べられない」といった摂食嚥下障害が起こることはあまり知られていない．したがって，高齢者における摂食嚥下を含む口腔機能向上へのアプローチはまだ不十分であり[4]，介護保険において栄養改善プログラムや口腔機能向上プログラム，その複合型プログラムの実施率は低い．脳血管障害に罹患する前から，脳血管障害後遺症の障害としての摂食嚥下障害の存在と，摂食嚥下リハビリテーションがあることの啓蒙活動が必要である．

（藤井　航）

参考文献

1) 平野浩彦：オーラルフレイルの概要と対策．日老医誌，52：336-341，2015．
2) 飯島勝矢：口腔機能低下予防の新たな概念：オーラル・フレイル．*Geriat Med*，53：1177-1182，2015．
3) 摂食嚥下関連医療資源マップ，2016．
   http://www.swallowing.link
4) 薄井由枝ほか：超高齢社会における 歯科口腔保健の今後のニーズと課題に関する歯科有識者への意識調査．老年歯医，28：304-309，2014．

3 自立高齢者の摂食嚥下リハビリテーション

1 一般歯科医師が自立高齢者に対し摂食嚥下の視点でどう対応できるか

摂食嚥下障害の原因を**表7-1**に示す．このうち頻度として多いのは脳血管障害（脳梗塞，脳出血，クモ膜下出血など）や認知症である．重度の脳血管障害患者や認知症患者ではすでに要介護状態となっており，自立歩行で歯科医院に来院できる患者は少ないため，訪問診療で遭遇することが多い．外来でみかける摂食嚥下障害をもった自立高齢者は，以下のようにタイプ分けができる．

①**重度な歩行障害まで至らず，自立歩行可能なレベルの比較的軽度な脳血管障害患者や神経筋疾患患者，サルコペニア（筋肉減少症）による摂食嚥下障害患者**

②**口腔がんや咽喉頭がんの術後患者**：口腔がんや咽喉頭がんの術後患者は特に転移や合併症などがなければ，自立歩行可能で通院可能な場合が多い．

③**延髄外側症候群（ワレンベルグ症候群）患者**：嚥下中枢が存在する延髄外側に限局した脳血管障害をもつ患者では，重篤な嚥下障害を伴う「球麻痺」の状態となっているが，四肢は健常で自立歩行可能で意思疎通可能な場合がある．

④**その他**

表7-1 摂食嚥下障害の原因

1. 中枢神経障害
・脳血管障害　　脳梗塞，脳出血，クモ膜下出血
・神経変性疾患　　筋萎縮性側索硬化症，パーキンソン病，脊髄小脳変性症　　進行性核上性麻痺，多系統萎縮症
・炎症　　急性灰白髄炎，多発性硬化症，脳炎
・頭部外傷
・認知症（脳血管性，アルツハイマー，混合型）
2. 末梢神経障害
末梢神経麻痺，ニューロパチー
3. 神経筋接合部・筋疾患
重症筋無力症，筋ジストロフィー，ミオパチー，多発性筋炎
4. 解剖学的異常

2 自立歩行可能な軽度脳血管疾患，サルコペニアによる摂食嚥下障害患者

まだ重度の嚥下障害はきたしていないが，脳血管障害による麻痺により流涎や口角からの食べこぼしがある，咀嚼時に舌や口唇，頬粘膜を高頻度に噛んでしまう，咀嚼に疲労が伴うなどの，誤嚥以外の摂食嚥下障害の徴候を抱える患者が多く存在する．中には普段そうした悩みを抱えているにもかかわらず，老化のせいにして病識が薄い状態のまま過ごしている患者もおり，

特に訴えがなかったとしてもこちらから積極的に障害を発見していく必要がある．以下に，一般歯科診療に取り入れやすい，観察ポイントを示す．

入室時の歩行状態

　自立歩行可能だとしても，脳卒中後遺症による片麻痺や，パーキンソン病による歩行障害・姿勢反射障害がある（**図 7-6**）．

含嗽時の様子

　口唇閉鎖機能が低下しているとぶくぶくうがいの際に口から水がこぼれるので，うがいの様子を観察する（**図 7-7**）．場合によってはむせや湿性嗄声（ガラガラ声）が残ることがあるため，うがい後の声に注意して声かけをする．湿性嗄声があった場合には不顕性誤嚥が疑われるため，ただちに咳払いを行わせる．

注水処置での水分誤嚥

　水平位での歯科診療では注水処置中に口腔内に水をためておかなくてはならない場合が多々あるが，舌や軟口蓋の機能低下によって舌と口蓋の密閉が保てず咽頭内に水分が流れ込み，そのまま誤嚥することが高齢者では頻発する．観察ポイントとしては，むせてからでは体動への対応が遅れてしまうため，口腔内に溜められた水の中に咽頭側から泡粒が上がってきた時点で注水を止めてタービンや超音波スケーラーを口腔外に出す．むせがない場合でも，吸引後にいったん閉口させる．多くの場合はここで嚥下をするのでその様子も観察する．嚥下機能が低下している場合，このときの嚥下反射が遅延するため，甲状軟骨部を観察し，喉頭挙上を確認する．むせた場合はただちにリクライニングを起こす．むせがない場合は，閉口・嚥下をさせた後に「起こしますか？/大丈夫ですか？」と聞き，返答時に湿性嗄声が聞かれたら起こして咳払いをさせ，喀出させる．特にスケーリング中は汚染物を誤嚥させることになるため，しっかりと喀

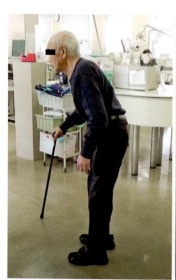
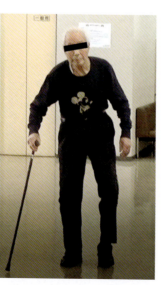

図 7-6　パーキンソン歩行

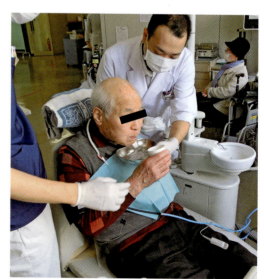

図 7-7　含嗽時の観察

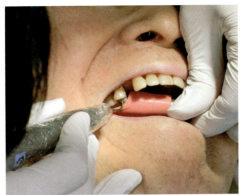

図 7-8　注水処置におけるサクションチップの位置

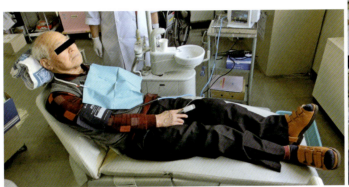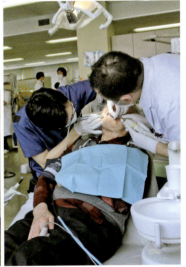

図 7-9　誤嚥しやすい患者における治療姿勢の一例

出させる．いったんむせや湿性嗄声がみられた患者には，なるべく水分を口腔内に溜めずに治療できるよう，サクションチップの位置などに注意する（**図 7-8**）．また，誤嚥しやすい患者は，安頭台の上にタオルやクッションなどを介在させ，頸部前屈位にすると，いくらか誤嚥しにくくなる．また，患者によってはリクライニングを 45°程度に起こした状態のほうが誤嚥しにくい場合がある（**図 7-9**）．

❸ 口腔，咽喉頭がん術後患者

　頭頸部がんの中で特に摂食嚥下障害をきたしやすいのは舌がんである．舌がんは切除範囲によって部分切除，半側切除，亜全摘，全摘と区分されている．主に準備期（咀嚼など嚥下する前の準備）や口腔期（口腔から咽頭への送り込み）に障害が生じるが，切除範囲によっては咽頭期障害が出ることもある．頸部郭清をしている場合は頸部の拘縮が強いため，頸部の可動域や創部のしびれなどを触診にて検査しておく必要がある．

　舌がんによる口腔期障害の対応として，代償手技の指導，舌接触補助床の製作などがある．代償手技としては，咽頭期障害がほぼない場合には，すすり動作，トッシングなどを行う．

すすり動作

　すすり動作はその名のとおり，液体やペースト状の食物を吸気によってすすることで口腔から咽頭へと移送する．他の代償手技よりも身体の動きが少なくすむため便利ではあるが，吸気

とともに飲食物を誤嚥してしまうリスクがあるため，嚥下反射の遅延がある患者には危険であり，比較的若い患者に適応である．

トッシング

トッシングは頭を後ろに傾けることによって，重力と慣性を利用して口腔から咽頭への食物移送をする方法である．頸部後屈となってしまい，咽頭期的にはむしろ通過しにくくなるため，食物が咽頭まできたら，あご引きをして嚥下するとよい．こちらも誤嚥のリスクはむしろ高くなるため，咽頭期障害を併発している症例には適応でない．教科書的には口腔期障害に対してリクライニング位での摂取が適応とされているが，自立高齢者の場合，リクライニングベッドもリクライニング車いすももっていないため，適応しにくい場合が多い．

舌接触補助床（PAP）の製作

舌がん術後で舌の器質的障害によって舌と口蓋の接触が全面的に，もしくは部分的に失われたことによって口腔から咽頭への送り込み障害が生じている場合には，舌接触補助床（palatal augmentation prosthesis：PAP）を装着することで対応する．義歯もしくは口蓋プレートを装着して口蓋部を肥厚させることにより，舌の機能障害を代償することで送り込み障害の改善をはかる．PAP の模式図を**図 7-10** に示す．PAP は口腔期の嚥下障害のみならず，構音障害の改善も期待できる．PAP の利用に際しては，ただ装着するだけでなく，舌の機能に合わせた調整と，新しい嚥下パターン，構音パターンの獲得のための訓練が不可欠となる．定期的な調整と，言語聴覚士などと連携して訓練を進めていくとよい．

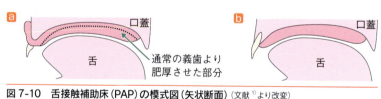

図 7-10　舌接触補助床（PAP）の模式図（矢状断面）（文献1)より改変）
a 義歯型，b 口蓋床型

術後の嚥下機能

咽喉頭がん患者では，術野によっては術後一見すると明らかな嚥下障害をきたさない場合もあるが，外からみえていないだけで梨状窩の咽頭残留が常にあり誤嚥を繰り返す．高齢で予備力が落ちてくると誤嚥性肺炎を頻発する場合もある．切除範囲が大きく気管分離術をして永久気管口が開いている患者に必要のないとろみ対応が行われている症例や，咽頭がん後で嚥下機能が低下しているというだけでミキサー食を食べさせられ続けていたが，実際には固形物の咀嚼嚥下が可能であったという症例もある．

❹ 摂食嚥下リハビリテーションの専門的な治療方法について

　自立高齢者の専門的治療法は要介護高齢者と重複するが，軽度の嚥下障害患者はスクリーニングテストや内視鏡下嚥下機能検査（VE）・嚥下造影検査（VF）でははっきり異常所見として出てこないことがある．その場合には，①舌圧測定器（**図 7-11**）や②開口力測定器（**図 7-12**）などで嚥下機能の予備能力を計測する．対応としては食前の嚥下体操や，するめなどを使った咀嚼体操など，訓練というよりは介護予防的な体操という形で日常生活の中でいかに習慣づけするかに焦点を当てる．舌圧測定器や開口力測定器では，摂食嚥下に必要な筋力を数値化することができるため，数か月に一度は測定結果をフィードバックし，訓練の動機づけとする．

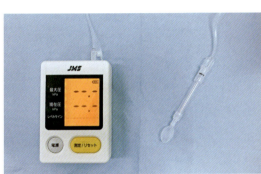
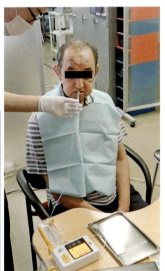

図 7-11　舌圧測定器

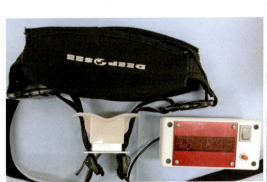
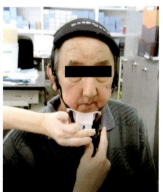

図 7-12　開口力測定器（開口力トレーナー）

（飯田貴俊）

参考文献

1）日本老年歯科医学会，日本補綴歯科学会：摂食・嚥下障害，構音障害に対する舌接触補助床（PAP）の診療ガイドライン．2011．

4 寝たきり高齢者の摂食嚥下リハビリテーション

歯科医師，歯科衛生士が歯科訪問診療などで寝たきり高齢者の摂食嚥下リハビリテーションの介入を行う場合，多くても週1～2回であろう．リハビリテーション的見地から考えると，リハビリテーションはその回数と質が重要であるため，週1回の摂食嚥下リハビリテーションが改善効果をもたらすとはいいがたい．その週1回の介入時による，家族や介護者の前での実践や指導が意識づけとなり，その意識づけによって改善効果が生じると考えるのがよい．

1 他の年齢層との違い

寝たきり高齢者は，寝たきりになってからの日数によって摂食嚥下障害の改善度が異なり，長いほど改善は得られにくいことを念頭に置く必要がある．

また，同じ寝たきり高齢者であっても，経口摂取か経管栄養かによって対応は大きく違ってくる．したがって，十分な摂食嚥下機能の評価を行った後に，経口摂取あるいは経口摂取と経管栄養を併用している寝たきり高齢者では，機能維持と機能低下予防を基本的な目的として摂食嚥下リハビリテーション計画を立案すべきである．栄養管理が経管栄養のみである寝たきり高齢者では，まず一口の経口摂取開始を目的に計画立案を行う．

さらに，寝たきり高齢者は指示が理解できないことが多いため，自立高齢者と比較して自動的ではなく，他動的な摂食嚥下リハビリテーションが中心となることが多い．口腔機能管理時に併用されるケースも多い．

2 使用する器材

- 舌圧子
- 口腔清掃器具〔スポンジブラシ，口腔湿潤剤（**図7-13**），口腔用ウェットティッシュ（**図7-14**）など〕
- 聴診器
- ストップウォッチ
- 舌圧測定器（p.115 **図7-11**参照）
- 綿棒（先端が10 mmくらいの大きさのもの）
- ガーゼ
- エプロン
- 冷水，10 mLまたは5 mLのシリンジ〔改訂水飲みテスト（modified water swallow test：

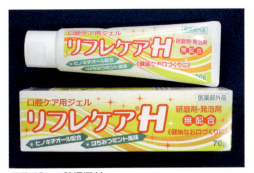

図7-13 口腔湿潤剤
リフレケアH(イーエヌ大塚製薬)

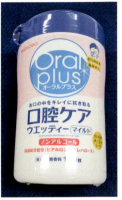

図7-14 口腔用ウェットティッシュ
口腔ケアウエッティー(和光堂)

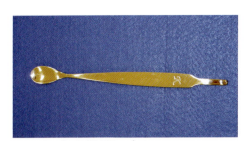

図7-15 嚥下困難者用スプーン
K-spoon(ウィルアシスト)

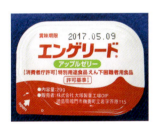

図7-16 嚥下訓練用ゼリー
エンゲリード(大塚製薬工場)

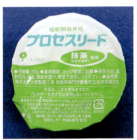

図7-17 咀嚼開始食品
プロセスリード(大塚製薬工場)

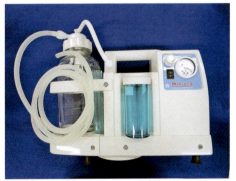

図7-18 吸引器
小型吸引器ミニックS(新鋭工業)

MWST)で使用〕
- ゼリーまたはプリン〔ゼラチンベースのもの,食物テスト(food test:FT)で使用〕
- 食器〔スプーンは小さめのもの(**図7-15**),または普段から使用しているもの〕
- 食事あるいは嚥下訓練食(**図7-16**),咀嚼開始食品(**図7-17**)
- パルスオキシメーター(p.101 **図6-15** a 参照)
- 吸引器(**図7-18**)

3 治療のポイント

本項では,簡単な指示が理解できない寝たきり高齢者に対する摂食嚥下リハビリテーションのポイントを中心に解説する.なお,評価や訓練の基本的な手技や詳細については,成書を参考にしていただきたい.

問診

寝たきり高齢者が摂食嚥下障害を有している場合には必ず原疾患があるので,本人が答えられない場合は,主治医や家族,介護者,ケアマネジャー,訪問看護師,訪問リハビリテーションスタッフ〔(言語聴覚士(ST),作業療法士(OT),理学療法士(PT)〕などとの多職種連携により,現病歴・既往歴,摂食嚥下障害の症状,栄養管理,病前の食事形態,服薬内容などについて病歴聴取を行うことが重要である.そのためにも,歯科医師,歯科衛生士ともに多職種と共通言

語を使用して会話できることが大切である．

評価

問診に続いて評価を行うが，寝たきり高齢者の場合，指示が理解できないと反復唾液嚥下テスト（repetitive saliva swallowing test：RSST）のように行えない評価項目もある．その場合でも可及的に多くの情報を収集することにより，摂食嚥下障害の状態を推察することが可能となる（**表 7-1**）．口腔清掃状態が悪いときは，スクリーニングテストを行う前に適切な口腔衛生管理を実施する必要がある．

嚥下精密検査

寝たきり高齢者の場合，嚥下造影検査（videofluoroscopic examination of swallowing：VF）を施行することは困難である．可能ならば，内視鏡下嚥下機能検査（videoendoscopic evalua-

表 7-1 評価項目とスクリーニングテスト実施基準

評価項目	バイタルサイン（血圧，体温，脈拍，SpO_2 など） 意識レベル 呼吸機能 栄養状態 認知機能 口腔咽頭領域の可動域（口唇，舌，頰，軟口蓋，喉頭，咽頭など） 口腔内衛生状態 RSST（反復唾液嚥下テスト） MWST（改訂水飲みテスト） FT（フードテスト） 頸部聴診 舌圧測定 （上記項目の中でも，意識レベルや認知状態により施行できないものもある）
スクリーニングテスト実施基準	意識レベルが JCS Ⅱ-10（普通のよびかけで容易に開眼する）以下 口腔内の汚染がない（適切な口腔のケア実施後） 気道クリアランスがおおむね良好（吸引併用可能） 姿勢の安定（枕などを利用しリクライニング 30°程度） バイタルサインの安定（体温 37.5℃以下） 重篤な症状がない（肺炎が改善傾向）

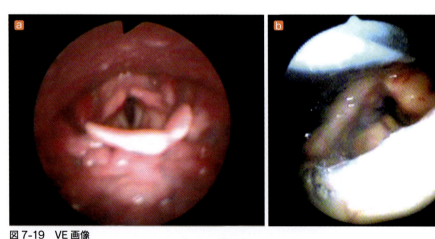

図 7-19　VE 画像
a 正常画像（健常者），b 異常画像（誤嚥像，81 歳男性）

tion of swallowing：VE）（**図 7-19**）を行い，よりよい訓練方法の参考とする．

訓練

評価や訓練の前には，バイタルサインの測定は必須である．特に，摂食嚥下障害患者は誤嚥の危険性が高いため，経皮的動脈血酸素飽和度（SpO_2）は継続的に計測しておく必要がある．また，口腔内の衛生状態により口腔機能管理も必要となる．

寝たきり高齢者に対する摂食嚥下リハビリテーションも，食物を用いない間接訓練と，実際に食物を使用する直接訓練に分類される．

間接訓練はその障害部位により多くの訓練法が存在するが，前述のように指示が理解できないことが多いため，自動的ではなく，他動的な訓練が中心となることが多い．

寝たきり高齢者の訓練は，ベッドサイドで行うことが多いため，リクライニングと頸部の角度に注意が必要である．直接訓練時には，視線を合わせることが重要である．術者側もベッドの高さを調整して，楽な姿勢で訓練が行えるような環境に調整をする．

他動的な間接訓練

間接訓練には，口唇訓練（**図 7-20**），頬訓練（**図 7-21**），舌訓練（**図 7-22**），味覚刺激（**図 7-23**），TTS（thermal tactile stimulation）（**図 7-24**），頸部リラクセーション，喉頭周囲筋群のストレッチ，咀嚼訓練などがある．

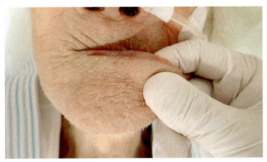

図 7-20　口唇訓練
口輪筋の走行方向を意識して，ストレッチを行うことが重要である．

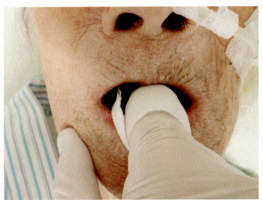

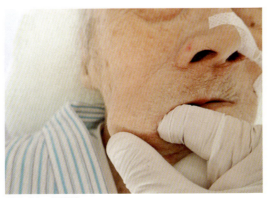

図 7-21　頬訓練
口腔のケア時にスポンジブラシを使用して行う場合もある．

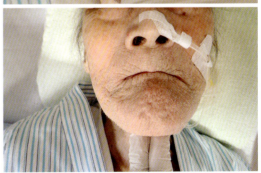

図 7-22　舌訓練
自動的に舌が動かせなければ，口腔内から押す（上），または口腔外から押す（下）ようにしてストレッチを行う．舌がつまめるならば，他動的に引っ張ることでストレッチを行う．

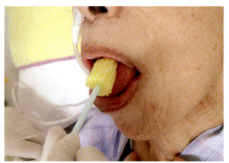

図 7-23 味覚刺激
綿棒やスポンジブラシを使用して，舌などに味覚刺激を与える．病前の本人の好きな味で行うと効果的である．刺激後にしっかりと嚥下させることが重要である．

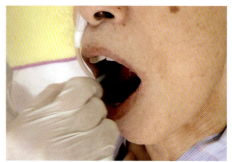

図 7-24 TTS
凍らせたあるいは水をつけた綿棒やスポンジブラシなどを使用して，軟口蓋や咽頭後壁を刺激する．十分な開口が得られない場合は，舌根部から口蓋にかけてこする「のどのアイスマッサージ」でもよい．刺激後にしっかりと嚥下させることが重要である．

表 7-2 直接訓練開始の判断基準

①意識レベルが清明か覚醒（JCS で 0〜1 桁）している．
②バイタルサインや全身状態が安定している．
③食べたいという意志がある．
④自発的な嚥下ができる．
⑤十分な咳（随意的または，反射的）ができる．
⑥著しい舌運動，喉頭運動の低下がない．

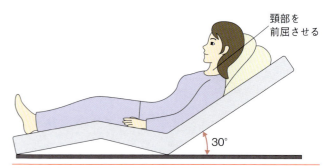

図 7-25 姿勢の調整（30°仰臥位頸部前屈位）

直接訓練の必要性

　寝たきりになった原因にもよるが，多くの場合，ゼリーやペーストなどを一口程度は摂取できる．直接訓練は実際の食物を使用して訓練を行うため医学的危険性は高いが，嚥下は嚥下により訓練されるため，十分な評価と主治医，本人，家族の了承のうえ，可能ならば直接訓練の施行を行う（**表 7-2**）．その際には摂食姿勢〔（30°仰臥位頸部前屈位など（**図 7-25**）〕，一口量，食形態，環境（食器・食具を含む）などの調整と嚥下運動の一部を随意的に調整し，嚥下方法を変え，より安全な嚥下を促進する嚥下代償手技の導入が必要である．

誤嚥時の対応

　訓練中に誤嚥が疑われた場合，むせがあれば呼吸が落ち着くまで経過観察を行う．SpO_2 の測定は必須である．その後，排痰ドレナージを行う．背中叩打法などは寝たきり高齢者の場合には骨折のリスクも高く，また，誤嚥物をさらに肺の下部へ落としてしまうリスクがあるため行わないほうがよい．その後，主治医あるいは適切な医療機関へ連絡し，必要に応じて搬送する．

（藤井　航）

参考文献

1) 植田耕一郎，才藤栄一監修：摂食嚥下リハビリテーション．第 3 版．医歯薬出版，東京，2016．
2) 才藤栄一監修：プロセスモデルで考える 摂食・嚥下リハビリテーションの臨床 咀嚼嚥下と食機能．医歯薬出版，東京，2013．

索引

数字

2 横指 3 秒ルール …… 67
38％フッ化ジアンミン銀 …… 20
4 期モデル …… 107
5 期モデル …… 107
8020 達成者 …… 50

A

ADL …… 2, 13, 92
AHA ガイドライン …… 32
ARONJ …… 56, 96

C

CKD …… 93
CRT …… 92
CR 充塡 …… 44

H

HbA1c …… 54
HD …… 93

I

IADL …… 2
ICD …… 92
ICF …… 14

M

MMA 系レジン …… 21
MTA …… 23, 34

N

NSAIDs …… 102
NST …… 15, 102

P

PAP …… 114

Q

QOL …… 46

S

SPT …… 65
stage II transport …… 108

T

TTS …… 119

V

VE …… 115, 119
VF …… 115

あ

アクティブ・エイジング …… 1
アセトアミノフェン …… 102
アレルギー …… 70

い

萎縮性カンジダ症 …… 99, 104
医療情報 …… 102
咽喉頭がん …… 111
咽頭期 …… 108
インプラント …… 75, 82
インプラントオーバーデンチャー …… 67, 75
インプラント体支持固定性補綴装置 …… 67
インプラント補綴治療 …… 67

う

植え込み型除細動器 …… 92
齲蝕検知液 …… 23
齲蝕予防 …… 20

え

液体嚥下 …… 107
嚥下訓練食 …… 117
嚥下訓練用ゼリー …… 117
嚥下スクリーニング検査 …… 15
嚥下造影検査 …… 115
嚥下体操 …… 110
炎症性疾患 …… 98
延髄外側症候群 …… 111
円板状エリテマトーデス …… 98

お

オーラルディスキネジア …… 62, 105
オーラルフレイル …… 109

か

ガーゼ …… 62
開口制限 …… 100
開口保持 …… 42, 48
開口力測定器 …… 115
介護保険施設 …… 7
介護予防 …… 4, 7
介護力 …… 48
改訂口腔清掃自立度 …… 60
かかりつけ歯科医院 …… 8
顎関節脱臼 …… 100, 105
顎骨炎 …… 101
隔壁形成 …… 28
顎骨壊死 …… 17, 96
可撤性ブリッジ …… 76
仮封 …… 31
カリエスチェック …… 23

121

カンジダディテクター	98
間接訓練	119
間接覆髄	25
感染根管治療	46
がん治療	33

き

キーパーボンディング	76
義歯	75
——による廃用性萎縮の予防	88
——の管理	10
——の使用・管理に関する指導	87
——の使用状況	68
——の清掃	104
——の調整	78, 86
——の動揺	89
義歯床縁	89
義歯床研磨面形態	90
義歯治療	66
基礎疾患	59, 95
気道防御機構	107
機能訓練	62
逆根管充塡	36
吸引器	117
急性偽膜性カンジダ症	98
仰臥位頸部前屈位	120
頰訓練	119
局所麻酔	35, 97
局所薬物配送システム	56
虚血性心疾患	27

く

| 楔状欠損 | 18 |
| グラスアイオノマーセメント | 21, 22, 31, 45 |

け

ケア自立度の低下	83
経管栄養	116
経口摂取	3, 15, 116
経鼻経管	3
経皮的動脈血酸素飽和度	119
頸部前屈位	44, 113
血圧計	101
血液透析	93
血糖コントロール	53
健口体操	110

こ

誤飲	27
降圧薬	96
抗齲蝕処置	42
抗凝固薬	55, 93, 102
抗菌薬	56, 96
口腔衛生管理	62, 83
口腔がん	98, 111
口腔カンジダ症	98
口腔乾燥	10, 62
口腔期	108
口腔機能	8, 61
口腔機能管理	83, 119
口腔機能低下予防	4
口腔外科治療	92
口腔健康管理	4, 8, 12, 60, 83, 104
口腔湿潤剤	63, 116
口腔周囲筋の機能低下	86
口腔清掃	61, 116
口腔の虚弱	4, 8
口腔扁平苔癬	98
口腔用ウェットティッシュ	116
高血圧症	27, 32
抗血小板薬	55
抗血栓薬	96
咬合平面の不正	52
高脂血症用薬	96

硬質裏装材	88
抗真菌薬	99
口唇訓練	119
向精神薬	105
抗精神病薬	102
紅斑性カンジダ症	99, 104
高フッ化物徐放性グラスアイオノマーセメント	20
咬耗	18
抗RANKLモノクローナル抗体	96
高齢化率	1
高齢者の自立度	2
高齢者の補綴治療のポイント	69
高齢者のライフステージ	3, 16
誤嚥	12, 27, 107, 112
誤嚥時の対応	120
誤嚥性肺炎	7, 12, 15, 46, 62, 110
コーヌステレスコープ	75
コーンビームCT	28, 34
呼吸器疾患	48
国際生活機能分類	14
骨吸収抑制薬	93, 96
骨吸収抑制薬関連顎骨壊死	56
骨粗鬆症	27, 33
骨の緻密化	95
根管拡大	30
根管乾燥	30
根管形成	30
根管口探索	29
根管充塡	31
根管充塡用シーラー	31
根管洗浄	30
根管長測定	30
根管貼薬	30
根管用バキューム	30
コンポジットレジン	22
コンポジットレジン修復	26
根面齲蝕	16, 19, 21

さ

- 座位 ……………………………………… 44
- 在宅緩和ケア ………………………… 103
- 在宅療養 ………………………………… 7
- 再治療 …………………………………… 27
- サクションチップ …………………… 113
- サホライド ……………………………… 20
- サルコペニア ……………………… 109, 111
- 酸化亜鉛ユージノールセメント
  ………………………………………… 24, 34
- 暫間的間接覆髄 …………………… 24, 26
- 残根 ……………………………… 16, 86, 102
- 残根上の義歯 ………………………… 86

し

- 歯科訪問診療用の切削器具 ………… 49
- 歯冠破折 ………………………………… 19
- 歯間ブラシ …………………… 11, 62, 63
- 歯冠補綴 ……………………………… 70
- 歯頸部摩耗症 ………………………… 18
- 止血 …………………………………… 93, 97
- 止血シート …………………………… 97
- 止血操作 ……………………………… 36
- 歯根端切除術 ……………………… 32, 35
- ──の適応症 ……………………… 33
- 歯根破折 …………………………… 19, 38
- 歯周基本治療 ……………………… 56, 63
- 歯周外科治療 ……………………… 55, 64
- 歯周組織の加齢変化 ………………… 52
- 歯周組織の生理的萎縮 ……………… 52
- 歯周組織の廃用性萎縮 ……………… 52
- 歯周治療 ……………………………… 50
- 歯髄の保存 …………………………… 23
- 磁性アタッチメント ………… 75, 76, 78
- 支台歯の脱落 ………………………… 89
- 失行 …………………………………… 13
- 湿性嗄声 ……………………………… 112
- 失認 …………………………………… 13
- 歯肉退縮 ……………………………… 20
- 歯面コーティング ………………… 19, 22
- 歯面コーティング材 ………………… 21
- 習慣性顎関節脱臼 ………………… 100
- 修復処置 ……………………………… 42
- 主治医への対診 ……………………… 59
- 循環器系偶発症 ……………………… 92
- 循環器疾患 …………………………… 92
- 準備期 ……………………………… 108
- 照会状 ………………………………… 96
- 小手術 ………………………… 95, 101
- 食道蠕動 …………………………… 108
- 自立高齢者
  ………… 1, 2, 8, 18, 52, 70, 92, 109, 111
- 神経筋疾患 ………………………… 111
- 人工歯排列位置 ……………………… 90
- 心疾患 ………………………………… 32
- 心身の機能低下 ……………………… 10
- 心臓再同期療法 ……………………… 92
- 審美治療 ……………………………… 70

す

- 髄腔開拡 ……………………………… 29
- 水酸化カルシウム製剤 …………… 23, 30
- 垂直歯根破折歯 ……………………… 39
- 水平位 ……………………………… 112
- スーパーボンド …………………… 34, 40
- スクリーニングテスト ………… 115, 118
- すすり動作 ………………………… 113
- スプーンエキスカベータ ………… 34, 45
- スポンジブラシ …………………… 62, 63, 116

せ

- 生活機能 ……………………………… 14
- 清掃用具 ……………………………… 9
- 舌圧子 ……………………………… 116
- 舌圧測定器 ………………………… 115, 116
- 舌運動 ………………………………… 11
- 切開線 ………………………………… 35
- 舌がん ……………………………… 113
- 舌クリーナー ………………………… 63
- 舌訓練 ……………………………… 119
- 摂食嚥下関連医療資源マップ …… 110
- 摂食嚥下機能 …………………… 12, 106
- 摂食嚥下機能低下 …………………… 4
- 摂食嚥下障害 …………………… 12, 106, 110
- ──の原因 ……………………… 111
- 摂食嚥下リハビリテーション …… 106
- 摂食機能障害 ………………………… 87
- 舌清掃 ………………………………… 11
- 舌接触補助床 …………………… 87, 113
- 舌苔 ………………………………… 9, 62
- 舌の清掃 ……………………………… 62
- 舌のびらん ………………………… 104
- 舌ブラシ …………………………… 9, 62
- セルフケア ……………………………… 5
- 先行期 ……………………………… 108
- 全身疾患 …………………………… 27, 32, 92
- ──の予防 ……………………… 61
- 全身的偶発症リスク ………………… 92
- 全部床義歯 …………………………… 89
- 専門的口腔衛生管理 ……………… 102

そ

- 象牙質知覚過敏症 …………………… 18
- 象牙質知覚過敏抑制材 ……………… 20
- 象牙質の加齢変化 …………………… 39
- 増歯 …………………………………… 89
- ソーシャルワーク …………………… 12
- 側臥位 ………………………………… 44
- 組織再生力の低下 …………………… 95
- 咀嚼嚥下 …………………………… 107
- 咀嚼開始食品 ……………………… 117
- ソフトプレートワックス …………… 80

た

- 体位 …………………………………… 62
- 体温計 ……………………………… 101
- 代償手技 …………………………… 113

唾液腺マッサージ……11
唾液分泌量の減少（低下）……53, 86, 98
多職種連携……117
タフトブラシ……63
弾性包帯……105

ち

地域ケア会議……7
地域包括ケアシステム……6
知覚過敏……21
注水処置……44
超音波チップ……29, 34, 40
超音波ファイル……30
聴診器……101
直接訓練……120
直接覆髄……24, 26

て

低栄養……13
デノスマブ……17
天蓋穿孔……29
デンタルフロス……63
電動ブラシ……63

と

糖尿病……27, 32, 53, 93
糖尿病薬……96
トッシング……113
ドライマウス……16
トリコスポロン症……104

な

内視鏡下嚥下機能検査……115, 118
軟口蓋挙上装置……87
軟質裏装材……79

に

認知症……13, 33, 48, 93, 111
認知症対策……7

ね

寝たきり高齢者……1, 3, 12, 42, 58, 82, 101, 109, 116
　──の歯内治療……46
　──の全身状態……58
寝たきりに伴う体液分布の変化……89
粘膜疾患……98, 104
粘膜調整材……88
粘膜ブラシ……63

の

脳血管疾患後遺症……48
脳血管障害……27, 32, 111

は

パーキンソン歩行……112
バイタルサイン……59, 95, 101, 119
排痰ドレナージ……120
廃用症候群……2, 105
廃用性萎縮……87
白板症……98
破折歯……38
抜歯……48, 55, 95, 101
抜歯操作……97
抜髄……25, 46
パッチテスト……70
歯の挺出……52
歯の破折……19, 38
歯ブラシ……9, 63
歯みがき指導……11
パルスオキシメーター……101, 117
反復唾液嚥下テスト……118

ひ

光重合型コンポジットレジン……21
ビスフォスフォネート製剤……10, 96
ヒポクラテス法……100
病変の除去……36
病歴聴取……117

ふ

ファイバースリーブ……40
覆髄……23
覆髄材……23
服用薬剤……59
不顕性誤嚥……15
不整脈……27
フッ化ジアンミン銀……45
フッ化物……21
フッ化物歯面塗布剤……20
フッ化物配合洗口剤……21
フッ化物配合バニッシュ……20
部分床義歯……89
部分断髄……24, 26
プラークコントロール……21, 63
ブリッジ……75, 82
フレイル……5, 10, 17, 109
フレンジテクニック……79
フロアブルコンポジットレジン……26, 28
プロセスモデル……107
プロフェッショナルケア……5, 20, 60

へ

併発症……95
ペーパーポイント……30
変色……19
片側性平衡咬合……91

ほ

蜂窩織炎	101
包括的治療計画	94
縫合	37
ホームケア	21
ホームホワイトニング	19
保湿ジェル	9, 15
補助人工心臓	92
ポストキーパー	80
補綴装置に対するアレルギー	70
補綴治療	66
ボルヘルス法	100
ホワイトニング	22
ホワイトニング剤	21

ま

マイクロスコープ	28, 34, 40
マグノテレスコープ	75, 76
摩耗	18
慢性腎臓病	93
慢性肥厚性カンジダ症	98

み

| ミールラウンド | 15, 102 |

味

| 味覚刺激 | 119 |
| 水なしケア | 15 |

む

| 無注水処置 | 44 |

め

メインテナンス	65
免疫機能	52
——の低下	95

も

| 問診 | 117 |

や

| 薬剤 | 92, 96, 102 |

よ

要介護高齢者	5
要介護度3	2
予備力	1
予防充填	43

ら

| ラウンドバー | 35 |
| ラバーダム防湿 | 27 |

り

裏装材	88
リップサポート	80
リハビリテーション医療の理念	43
リライン	81

れ

レジン系シーラー	40
レジン床	78
レジンベニア	22

ろ

| ロコモティブシンドローム | 109 |

わ

| ワルファリン | 55, 93, 102 |

【編者略歴】

北村 知昭
 1964 年 福岡県に生まれる
 1989 年 九州歯科大学卒業
 1993 年 九州歯科大学大学院修了
 2010 年 九州歯科大学口腔保存治療学分野教授，現在に至る

藤井 航
 1973 年 兵庫県に生まれる
 1998 年 愛知学院大学卒業
 2004 年 藤田保健衛生大学大学院修了
 2015 年 九州歯科大学老年障害者歯科学分野准教授，現在に至る

鱒見 進一
 1956 年 福岡県に生まれる
 1981 年 九州歯科大学卒業
 1985 年 九州歯科大学大学院修了
 2003 年 九州歯科大学顎口腔欠損再構築学分野教授，現在に至る

高齢者への戦略的歯科治療
自立高齢者にしておきたいこと
寝たきり高齢者にできること

ISBN978-4-263-44507-5

2017 年 9 月 20 日　第 1 版第 1 刷発行

編集　北 村 知 昭
　　　藤 井 　 航
　　　鱒 見 進 一
発行者　白 石 泰 夫
発行所　医歯薬出版株式会社

〒113-8612　東京都文京区本駒込 1-7-10
TEL．(03)5395-7638（編集）・7630（販売）
FAX．(03)5395-7639（編集）・7633（販売）
http://www.ishiyaku.co.jp/
郵便振替番号　00190-5-13816

乱丁，落丁の際はお取り替えいたします　　印刷・教文堂／製本・皆川製本所
© Ishiyaku Publishers, Inc., 2017. Printed in Japan

本書の複製権・翻訳権・翻案権・上映権・譲渡権・貸与権・公衆送信権（送信可能化権を含む）・口述権は，医歯薬出版㈱が保有します．
本書を無断で複製する行為（コピー，スキャン，デジタルデータ化など）は，「私的使用のための複製」などの著作権法上の限られた例外を除き禁じられています．また私的使用に該当する場合であっても，請負業者等の第三者に依頼し上記の行為を行うことは違法となります．

JCOPY ＜(社)出版者著作権管理機構　委託出版物＞

本書をコピーやスキャン等により複製される場合は，そのつど事前に(社)出版者著作権管理機構（電話 03-3513-6969，FAX 03-3513-6979，e-mail：info@jcopy.or.jp）の許諾を得てください．